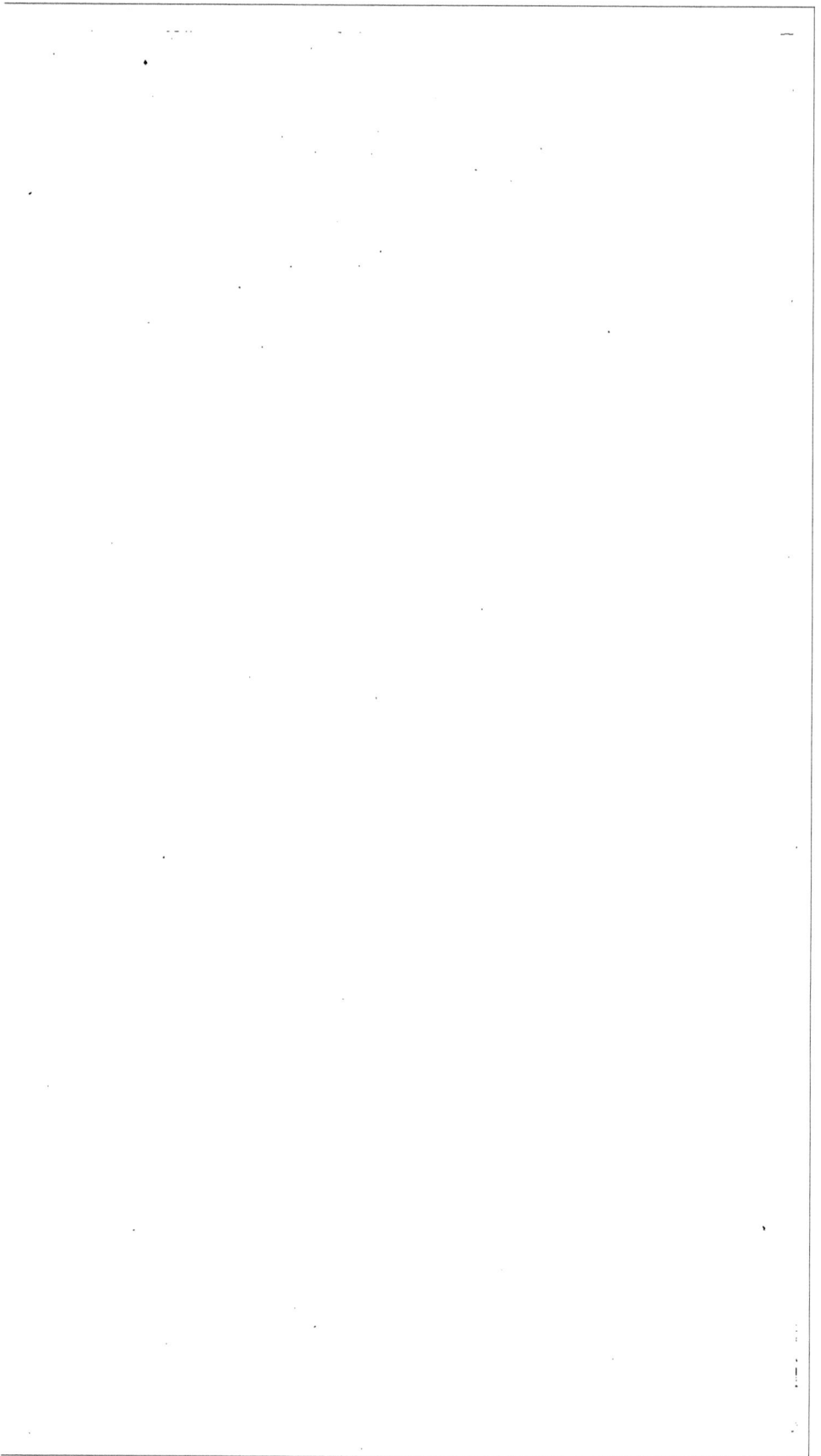

DU PLACENTA

ET DE

SES ANOMALIES

PAR

PIERRE ALLEZ

DOCTEUR EN MÉDECINE

7528

PARIS

IMPRIMERIE V. GOUPY ET JOURDAN

71, RUE DE RENNES, 71

1880

A MON PÈRE

———

A MA MÈRE

———

MEIS ET AMICIS

A M. LE DOCTEUR P. A. BITOT

Ancien profeseur d'anatomie à l'Ecole de Bordeaux,
Chirurgien honoraire des hôpitaux,
Professeur honoraire à la Faculté de Médecine

———

A TOUS MES MAITRES

———

A MON PRÉSIDENT DE THÈSE

M. LE PROFESSEUR DEPAUL

Professeur de clinique d'accouchements à la Faculté
de Médecine de Paris,
Membre de l'Académie de Médecine,
Commandeur de la Légion d'honneur.

INTRODUCTION

En suivant les leçons de M. le professeur Depaul, à la clinique d'accouchements, nous avons eu l'occasion de voir, au mois d'avril dernier, un placenta bilobé provenant d'une grossesse simple. Ce cas, particulièrement remarquable, nous intéressa vivement et nous suggéra l'idée de nous livrer à l'étude du placenta et de ses anomalies, surtout au point de vue de sa forme, pour en faire le sujet de notre thèse inaugurale.

Après avoir consulté les différents auteurs qui se sont occupés de cette question, après avoir fait de nombreuses recherches bibliographiques dans les recueils scientifiques français et étrangers, nous nous sommes mis à l'œuvre et voici le plan que nous avons adopté pour notre travail.

Dans un premier chapitre, nous décrirons le développement et la structure du placenta ; car il est indispensable, croyons-nous, de connaître parfaitement le placenta normal pour pouvoir se rendre un compte exact de ses anomalies

Nous consacrerons un second chapitre à faire un court exposé de l'anatomie comparée du placenta dans les différentes espèces de mammifères ; on pourra voir ainsi que chez quelques-uns de ces animaux, la forme normale du placenta présente quelque analogie avec certaines formes anormales de cet organe chez l'homme.

Enfin, dans un troisième chapitre, nous traiterons

Allez. 1

des anomalies du placenta au point de vue de son volume, de sa forme, de sa situation et de la disposition de ses vaisseaux.

En faisant l'histoire de ces différentes anomalies, nous rapporterons les quelques observations que nous avons pu recueillir et que nous avons jugées assez intéressantes, soit au point de vue anatomique, soit au point de vue clinique, pour mériter une place dans ce travail.

Nous remercierons à ce propos M. le docteur Budin, chef de la clinique d'accouchements de la Faculté, de l'extrême obligeance qu'il a eue de nous céder l'observation du placenta bilobé auquel nous avons fait allusion tout à l'heure.

Que M. le professeur Depaul, qui nous a fait l'honneur d'accepter la présidence de cette thèse, veuille bien accepter nos plus sincères remercîments.

CHAPITRE Ier

Du Placenta.

Sous le nom de Placenta (πλαξ, placenta) on désigne une masse charnue très vasculaire, dans laquelle les canaux circulatoires, maternel et fœtal, se mettent en contact intime sans se confondre et sans s'aboucher. (Tarnier et Chantreuil.)

Développement du Placenta. — Si l'on veut se rendre un compte exact du mode de développement de cet organe, il est indispensable de se rappeler comment se comportent les enveloppes de l'œuf dans les premiers jours qui suivent la fécondation. Vers le douzième jour, la membrane vitelline, chorion primitif, se couvre de villosités qui s'enfoncent dans la caduque. Un peu plus tard, du 20° au 30° jour, l'allantoïde se développe rapidement, envahit le cœlome externe et envoie bientôt de nombreux rameaux vasculaires dans toutes les villosités choriales. Dès lors, les connexions vasculaires sont établies entre la mère et l'embryon ; elles existent sur toute la périphérie de l'œuf. Aussi, ne peut-on pas considérer encore le placenta comme formant un organe distinct.

Mais, à partir de ce moment, un double phénomène se produit dans les villosités choriales. Celles qui plongent dans la caduque ovulaire cessent de croître, leur cavité s'oblitère et leurs vaisseaux disparaissent; en un mot, elles s'atrophient. Par contre, celles qui pénètrent dans la caduque utéro-placentaire, y prennent un développement de plus en plus considérable et s'y ramifient de la façon la plus riche pour constituer le chorion frondosum.

Simultanément, et dans des points correspondants, se développent en sens inverse les vaisseaux maternels. Ils forment de nombreuses ramifications flexueuses, qui s'insinuent entre les villosités choriales et s'enchevêtrent avec elles. De cet enchevêtrement résulte la formation du placenta, dont la surface est alors égale à la totalité de la muqueuse utéro-placentaire. Cet habitus anatomo-physiologique nous donne l'explication des difficultés et des dangers de la délivrance dans les avortements qui ont lieu pendant les premiers mois de la grossesse ; il nous rend compte en même temps de la conduite de certains accoucheurs, qui dans ces cas préfèrent l'expectation à l'intervention chirurgicale.

Mais du 3e au 4e mois, s'achève l'atrophie des villosités choriales qui pénètrent dans la caduque ovulaire. Le placenta forme alors un organe distinct, qui, vers le milieu de la grossesse, mesure un diamètre de 10 à 13 centimètres. Il continue ensuite à s'accroître proportionnellement au développement du fœtus jusque dans le courant du septième mois, où il paraît avoir acquis son entier développement. A cette époque, il occupe environ le quart du chorion.

Au moment de la délivrance, le placenta fœtal tombe en totalité, entraînant avec lui la couche superficielle de la caduque utéro-placentaire et l'épanouissement placentaire des vaisseaux maternels.

Anatomie normale. — Le placenta se présente sous

l'aspect d'une masse molle spongieuse, d'un rouge brun ou d'un blanc grisâtre, suivant qu'il y a plus ou moins de sang dans les vaisseaux. Il a la forme d'un gâteau aplati, mais plus épais au centre qu'à la circonférence. Enfin, il est adhérent à la face interne de l'utérus et constitué par le renflement d'une portion de l'enveloppe de l'œuf.

Le placenta est en général fixé sur le fond de l'utérus, tantôt sur la paroi antérieure, tantôt sur la paroi postérieure, rarement sur les parties latérales. D'après les recherches de Gusserow et de Schrœder, l'insertion sur la paroi antérieure serait la plus fréquente; l'insertion latérale, très rare, se ferait un peu plus souvent à droite qu'à gauche. Le placenta peut encore s'insérer sur le segment inférieur de l'utérus ; mais, c'est là heureusement un fait exceptionnel, car ce vice d'insertion donne lieu aux plus graves accidents au moment de l'accouchement.

La forme du placenta est tantôt circulaire, tantôt ovalaire. Dans ce dernier cas, qui est le plus fréquent, ses dimensions moyennes au terme de la grossesse sont les suivantes :

Longueur de 16 à 19 centimètres.

Largeur de 13, 5 à 16 centimètres.

Son épaisseur est de 1 centimètre 1/2 à 3 centimètres vers le centre et de 4 à 6 millimètres vers les bords.

Son poids moyen est de 5 à 600 grammes; il varie d'ailleurs suivant le volume de l'enfant, avec lequel il est généralement en rapport.

Le placenta présente à étudier une face externe, une face interne et une circonférence.

1° Face externe ou utérine. — Elle est saignante, tomenteuse, irrégulière, légèrement convexe et divisée par un certain nombre de sillons en lobes ou cotylédons. Cette face est recouverte par une couche mince de matière grisâtre élastique, comme glutineuse, tantôt lisse, tantôt rugueuse et de 1 à 2 millimètres d'épaisseur. Cette matière passe d'un cotylédon à l'autre, pénètre dans leurs interstices et sert pour ainsi dire de ciment entre les différentes pièces de l'organe. Elle n'est autre que la portion de caduque utéro-placentaire, qui tombe avec le placenta au moment de la délivrance.

2° Face interne ou fœtale. — Elle est lisse, tapissée par le chorion et l'amnios et parcourue par les divisions des vaisseaux ombilicaux dont elle présente en relief les principaux troncs. Ces vaisseaux cheminent au-dessous de l'amnios dans le tissu interannexiel de Dastre, membrane intermédiaire de Bischoff, endochorion de Dutrochet, membrane lamineuse de Joulin. Sur cette face s'insère le cordon ombilical qui met en rapport le placenta et par suite la matrice avec le fœtus. On y remarque en outre une multitude de petits corpuscules blanchâtres, variables en dimensions, qui atteignent au plus un demi-centimètre et qui ont une forme plus ou moins arrondie. Ces corpuscules se voient par transparence ; ils sont situés au-dessous du chorion auquel ils adhèrent.

3° Circonférence. — La circonférence du placenta mesure en moyenne 65 centimètres. Elle se continue et se confond en dehors avec le chorion et l'amnios et se trouve en rapport avec la grande veine circulaire (Meckel) ou sinus coronaire (Jacquemier) qui l'entoure.

Structure du placenta. — La structure du placenta est en rapport avec son développement. Pour la décrire nous distinguerons deux parties dans le placenta : une partie fœtale et une partie maternelle.

1° Du placenta fœtal. — Le placenta fœtal est formé par la partie du chorion, qui se trouve primitivement en rapport avec l'utérus et qui est le siège exclusif d'un développement considérable des villosités et des ramifications des vaisseaux dits placentaires.

Les tiges des villosités s'élèvent de la membrana chorii et constituent par leur nombreuses ramifications une masse assez épaisse et assez cohérente, rouge sur le frais, formant la plus grande partie du placenta fœtal. Elle présenterait, si on la supposait séparée du placenta utérin, une surface convexe et lobée (Kolliker).

Les derniers ramuscules des villosités constituent, les uns des prolongements libres et les autres des prolongements qui s'engagent dans le placenta utérin ; les premiers se terminent par un cul de sac tantôt cylindrique, tantôt piriforme, tantôt renflé en forme de massue (Langhans). On trouve des terminaisons libres des ramuscules à tous les niveaux dans le placenta.

Mais les ramifications des villosités ne pénètrent pas dans les glandes utérines, ainsi que l'ont prétendu d'abord Weber et Sharpey, puis Jassinsky. Cette opinion a été combattue par Robin, Kundrat, Kolliker et tout récemment encore par Léopold.

Les prolongements des villosités dont le calibre est de 57 à 114 μ. sont si nombreux, ils s'enchevêtrent de tant de façons et si bien qu'ils constituent à eux seuls le tissu du placenta fœtal. Les intervalles qu'ils laissent entre eux, sont remplis par le tissu du placenta utérin.

« Quant à la seconde espèce de prolongements, Kolliker les appelle des crampons ; ils ont été découverts
par Langhans dans ces derniers temps. Ce sont des
appendices des rameaux des villosités, les uns fins,
les autres plus gros, mesurant jusqu'à 1 millimètre
d'épaisseur. Simples ou peu ramifiés, ils se portent
jusqu'au placenta utérin, s'y enfoncent pour s'unir,
libres de tout épithélium, au tissu de celui-ci d'une
façon si intime, que même une forte traction ne peut
plus les dégager. C'est aux cloisons que le placenta
maternel émet entre les cotylédons, que ces crampons
se rendent en plus grand nombre ; beaucoup s'y portent perpendiculairement et atteignent là leur maxi-
mum d'épaisseur. »

Outre ces solides moyens d'attache, Langhans a
vu aussi de très fins prolongements des villosités,
produits au voisinage du placenta utérin, s'enfoncer
dans celui-ci, de sorte qu'ainsi l'union des deux placentas est bien plus intime qu'on ne l'a cru jusqu'à
présent.

Chaque villosité se compose : 1° d'un revêtement
épithélial ; 2° de vaisseaux situés au centre ; 3° de
tissu conjonctif muqueux.

1° Du revêtement épithélial. — Il est formé de cellules pavimenteuses (Kolliker) ; mais elles n'ont pas
nettement le caractère d'un épithélium. Aussi, Ercolani les désigne-t-il sous le nom de cellules de revêtement ; et ces cellules, ajoute-t-il, contrairement à la
plupart des auteurs, au lieu d'être de provenance
fœtale, auraient une origine maternelle (1). De Sinéty

(1) Mémoire sur la structure du placenta (1877).

paraît partager cette opinion. Léopold au contraire la repousse.

2° Des vaisseaux. — Chaque lobule reçoit une branche de l'une ou de l'autre artère ombilicale et laisse sortir une veine qui devient une racine de la veine ombilicale. Ces vaisseaux cheminent côte à côte dans l'intérieur de la villosité, se ramifient comme elle et à l'extrémité du cul-de-sac terminal, ils s'anastomosent ensemble par une ou plusieurs anses ou par un petit réseau capillaire (Schrœder van der Kolk.)

Les gros vaisseaux des villosités ont la même structure que les vaisseaux du cordon ombilical. Les artères et les veines sont abondamment pourvues de fibres musculaires lisses.

Les capillaires des villosités mesurent à l'état de réplétion naturelle de 11 à 25 μ. (Kolliker.)

3° Du tissu conjonctif muqueux. — Ce tissu a une texture un peu variable. Dans les troncs des villosités, il est épais, résistant, fibrillaire dans les branches ; dans les ramifications les plus fines, il est plus mou et même gélatiniforme. Dans toutes les régions, il renferme des cellules fusiformes et même étoilées ; mais ces dernières prédominent dans les parties les plus molles, où elles forment de jolis réseaux dans les mailles desquels se trouve une substance intermédiaire homogène

Bourgeons épithéliaux. — On désigne sous ce nom des excroissances épithéliales de forme et de grandeur variables, qui se trouvent en général au sommet ou sur les côtés des derniers prolongements des villosités. Ces bourgeons, d'après Kolliker, sont constitués par le proto-plasma finement grenu des cellules épithéliales et par un nombre plus au moins grand de noyaux réunis en amas ; ce qui prouve, ajoute cet auteur, que ces bourgeons ne sont pas le produit de cellules distinctes.

Du placenta utérin. — Avant de décrire la structure du placenta utérin, il est utile de rappeler en quelques mots celle de la caduque inter-utéro-placentaire ou sérotine.

Dans la région qui se trouve en rapport avec le placenta, la caduque n'est pas composée, comme l'avait d'abord cru Friedlander, d'une couche exclusivement glandulaire du côté de l'utérus et d'une couche de grosses cellules rondes du côté du placenta. On rencontre, au contraire, comme de Sinéty l'a constaté des restes de glandes dilatées, jusque dans la portion de la caduque expulsée avec le placenta. Les travaux récents de Léopold sur ce sujet confirment entièrement les observations de Sinéty.

Outre les cellules rondes, la sérotine contient encore des cellules multinucléaires, dites cellules géantes (Riesenzellen). Elles apparaissent, d'après Léopold, vers le huitième mois de la grossesse et se rencontrent surtout dans les couches profondes de la sérotine, et dans la tunique musculaire de l'utérus au voisinage des gros vaisseaux.

La couche la plus superficielle de la sérotine recouvre les cotylédons du placenta fœtal ; puis, elle envoie entre eux des cloisons qui elles-mêmes émettent des prolongements pénétrant à l'intérieur du cotylédon entre les ramifications des villosités. Dans les régions périphériques du placenta, ces cloisons le traversent entièrement et arrivent jusqu'à la face externe du

chorion ; dans les régions centrales, au contraire, elles
ne s'avanceraient que dans une partie de l'épaisseur
de l'organe, de telle sorte qu'on ne trouverait là, entre
les villosités choriales, que de grandes cavités san-
guines (grandes lacunes) remplies de sang maternel.
(Kolliker et Léopold.)

Système vasculaire du placenta utérin.— « S'il y avait
un problème intéressant à résoudre dans la structure
du placenta, c'était assurément de déterminer le mode
de connexion qui existe entre les vaisseaux maternels
et les vaisseaux ombilicaux. Aussi, depuis les temps
les plus reculés jusqu'à nos jours, les auteurs ont-
ils accumulé leur travaux et manifesté leurs diver-
gences d'opinions sur ce problème si important au
point de vue physiologique. Aujourd'hui, cependant,
les questions fondamentales sont complètement réso-
lues. Pendant longtemps, la plupart des auteurs cru-
rent à une communication directe entre les vaisseaux
maternels et les vaisseaux fœtaux. Mais cette opinion
défendue par des savants tels que Vieussens, Cooper,
Haller, Chaussier et naguère par Flourens (1836),
n'est plus admise par personne. Déjà Ruysch (1701)
avait démontré qu'une injection bien faite ne passe pas
d'un ordre de vaisseaux dans l'autre, et Wrisberg avait
fait remarquer que l'enfant expulsé avec le délivre ne
perd pas son sang par les vaisseaux utérins béants. Les
injections de Bonamy conduisirent aux mêmes résultats.

Du reste, les expériences modernes et les observations micrographiques sont venues lever tous les
doutes. Les histologistes ont constaté que la forme des
globules du sang était différente chez la mère et le
fœtus. »

Examinons maintenant quels sont les rapports exacts de ces deux ordres vaisseaux et quelle est leur struc-ture.

Le système vasculaire du placenta utérin se compose d'artères et de veines reliées entre elles par des cavités plus ou moins grandes remplies de sang. On les désigne, d'après leur volume et leur situation, sous le nom d'espaces sanguins ou de grandes lacunes.

1° *Système des espaces sanguins et des grandes lacunes.* — Dans toute l'épaisseur du placenta, il existe entre les villosités fœtales des espaces remplis de sang maternel; à la base des villosités, ces espaces deviennent très volumineux et prennent alors le nom de grandes lacunes. Les petits espaces sanguins communiquent tous entre eux et avec les grandes lacunes; celles-ci sont elles-mêmes en communication entre elles, de sorte que l'ensemble du système vasculaire du placenta utérin forme, selon l'expression de Robin, un véritable lac sanguin.

Pour ce dernier auteur, ces espaces sanguins seraient le résultat de la dilatation des capillaires maternels. Pour Kolliker, Weber et Virchow, ils seraient dus au contraire à la disparition totale de la paroi des capillaires, qui aurait lieu dans les premières périodes du développement de l'organe par suite de la pression des villosités choriales en voie d'accroissement.

2° *Artères.* — Sur un placenta injecté, on voit facilement de nombreuses artères enroulées en spirale, cheminer dans le tissu de la caduque placentaire et pénétrer dans l'intérieur du placenta par sa face utérine. Ces artères se composent simplement d'une tunique endothéliale et, en dehors de celle-ci, d'une mince couche de tissu conjonctif qui n'est pas nettement séparée du tissu de la caduque (Kolliker). Les fibres musculaires lisses et les fibres élastiques font complètement défaut. La structure des artères diffère très peu de celle des veines ; aussi, peut-on difficilement suivre les artères dans l'intérieur du placenta. Cependant, à l'aide d'injections bien faites et de dissections minutieuses, on a pu constater que les artérioles rampent dans les cloisons inter-cotylédonaires ; puis, après s'être un peu divisées, mais sans avoir fourni de capillaires (Kolliker), on les a vues s'ouvrir dans les espaces plus ou moins renflés du lac sanguin et cela dans toute l'épaisseur du placenta.

3° *Veines.* — Sur la limite de la caduque utérine, tout autour du placenta, se trouve un gros vaisseau appelé sinus veineux du placenta, sinus circulaire, sinus coronaire. En l'examinant avec soin, on peut voir que ce sinus ne forme pas un canal unique, mais qu'il se compose d'une série d'anastomoses veineuses dont les branches sortent de l'intérieur du placenta. Ce cercle veineux reçoit, en effet, beaucoup de branches du placenta et il émet à son tour de nombreux canaux efférents, qui vont se rendre aux veines de la partie profonde de la caduque et de la tunique musculaire.

Les branches veineuses qui proviennent du placenta sont de deux sortes : les premières, après avoir pris naissance dans les petits espaces sanguins, qui se trouvent entre les divisions des villosités, se ramifient dans les prolongements intra-cotylédonaires de la sérotine, puis dans les cloisons inter-cotylédonaires elles-mêmes et vont se jeter dans le sinus circulaire ; les secondes émergent directement des grandes lacunes et se rendent au même sinus.

Les sinus veineux qui cheminent dans le tissu de la caduque placentaire ont pour tunique interne un bel endothélium, dont les cellules sont multinucléaires et longues de 0^{mm}15 à 0^{mm}30. Les espaces sanguins intervilleux et les grandes lacunes ne possèdent pas cette couche endothéliale (Kolliker).

« Il n'existe, d'après Kolliker, aucune trace de vaisseaux capillaires dans la partie maternelle du placenta de l'espèce humaine. Les artères et les veines sont reliées par les espaces que nous avons décrits; le sang de la mère baigne directement les villosités fœtales et ne se trouve séparé du réseau des vaisseaux ombilicaux que par la couche épithéliale de ces villosités (cellules de revêtement d'Ercolani). »

Circulation dans le placenta utérin. — La circulation du sang maternel dans le placenta doit être irrégulière ; on le comprend facilement, étant donné la structure de cet organe. Comme les artères arrivent par la face convexe du placenta et que les veines principales naissent de ses bords, on peut dire d'une façon générale, que le cours du sang est dirigé de la face convexe vers la face concave et vers les bords du placenta. Mais en présence de la multiplicité des connexions des mailles du réseau, bien des irrégularités, bien des arrêts momentanés doivent se produire dans cette marche du torrent sanguin. Ce sont là des accidents auxquels les autres canaux veineux efférents, qui se trouvent sur la face convexe du placenta, peuvent sans doute parer dans une certaine mesure ; mais ils n'en conduisent pas moins dans beaucoup de cas à une stagnation permanente et aux coagulations qu'il est si fréquent de rencontrer dans le placenta. Comme régulateurs principaux destinés à maintenir une circulation uniforme dans le système lacunaire on peut faire intervenir : 1° la turgescence des villosités choriales qui, dans les conditions normales, demeurant toujours la même pour une longue période de temps, entretient aussi la permanence de forme des interstices compris entre ces villosités ; 2° la pression que le liquide amniotique exerce sur la membrana chorii, dont l'effet est de régler le diamètre des lacunes sous-choriales ; 3° les contractions de l'utérus et des vaisseaux maternels du placenta (Kolliker). »

CHAPITRE II

Anatomie comparée du placenta

Après avoir décrit la structure du placenta chez l'homme, nous avons pensé qu'il serait intéressant et en même temps utile pour se faire une idée bien nette de la formation de cet organe, de donner ici un court aperçu de son mode de développement dans les différentes espèces de mammifères. On pourra suivre ainsi pas à pas les modifications successives que subit le placenta dans cette série de l'échelle animale, pour arriver du type le plus simple au type le plus complexe que l'on rencontre chez l'homme. Nous empruntons en grande partie la description suivante à l'Embryologie de Kolliker.

En ce qui concerne les rapports de la mère et du produit, deux types principaux s'observent chez les mammifères : dans l'un, le produit est simplement en contact avec l'utérus; dans l'autre il lui est intimement uni.

Mammalia achoriata (M. implacentalia. Owen)

Les mammifères chez lesquels il n'existe aucune union entre la mère et le produit, sont, d'après les recherches d'Owen, les Marsupiaux auxquels on peut ajouter les Monotrèmes. Aussi ce savant a-t-il désigné ces mammifères sous le nom d'implacentalia. Mais, comme pour Kolliker, beaucoup de mammifères dits placentalia, n'ont pas davantage de placenta, il désigne les uns sous le nom de achoriata et les autres sous celui de choriata.

Mammalia choriata. (M. placentalia. Owen.)

Ces mammifères possèdent tous un chorion villeux; mais il diffèrent encore beaucoup entre eux, en ce que chez les uns, le produit est uni très intimement à la mère et qu'à la naissance une partie de la muqueuse utérine se détache généralement, tandis que chez les autres, rien de tout cela n'a lieu. (E. H. Weber.) Aussi Huxley subdivise-t-il avec raison ce groupe en deux autres sous les dénominations de deciduata et de non deciduata.

Mammalia non deciduata.

« Les villosités du chorion pénètrent dans des fossettes de la muqueuse utérine qui ne se développent qu'au moment de la gestation et elles s'en détachent entièrement à l'époque de la parturition quelque ramifiées qu'elles soient. »

Ce groupe comprend lui-même deux divisions :

Dans la première, le chorion n'a que des villosités simples et courtes, s'enfonçant dans des fossettes également très simples de la muqueuse utérine, dont elles se séparent plus tard très facilement. Il n'y a chez eux rien d'analogue à un placenta; aussi, l'ex-

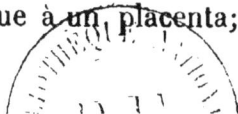

Allez.

pression de placenta diffus, dont on s'est servi à leur égard, paraît peu convenable. (Kolliker.)

Ce sont des rapports de ce genre qu'on observe chez le cochon, le tapir, l'hippopotame, les solipèdes, les cétacés ; dans le genre manis parmi les édentés (Sharpey, Turner (et dans quelques divisions des ruminants comme dans les camelidœ et les tragulidœ. (Babo, A. M. Edwards.)

V. Baer et Eschricht ont donné depuis longtemps une exacte description de l'œuf du cochon. Le chorion présente sur toute sa surface à l'exception d'une zone de 7 centimètres et demi de long à chaque extrémité, de petites éminences villeuses qui se logent dans des dépressions correspondantes de la muquese utérine, de telle sorte que l'œuf se sépare facilement de l'utérus. Ces villosités contiennent les dernières ramifications des vaisseaux ombilicaux et les intervalles qu'elles laissent entre elles sont également pourvus d'un réseau capillaire des mêmes vaisseaux, qui leur permet de prendre part aux échanges qui s'effectuent entre la mère et le produit. Sur la muqueuse utérine, dans la région correspondant à ces éminences villeuses du chorion, se trouve un épithélium et des glandes utérines qui viennent déboucher dans les espaces lisses du chorion. (Eschricht, Turner.)

Dans le second cas, les villosités du chorion possèdent de nombreuses ramifications et pénètrent ainsi profondément dans des dépressions de la muqueuse utérine hypertrophiée. En même temps, les parties maternelles et fœtales se comportent de façon à constituer un grand nombre de corps semblables à des placentas (cotylédons).

A ce type appartient la majorité des ruminants. Quand l'œuf a atteint un certain développement, on le trouve limité à l'extérieur par le chorion présentant çà et là des touffes ou faisceaux de villosités, qui ont la forme d'éminences arrondies, à face terminale convexe dans certains genres, concave dans d'autres.

Ces éminences villeuses qui sont disséminées à de grands intervalles sur toute la périphérie de l'œuf, excepté à ces deux extrémités pointues, sont appelées les cotylédons. Elles ne sont autre chose que de véritables petits placentas fœtaux. Le chorion est en outre très vasculaire sauf aux extrémités de l'œuf. Les vaisseaux ombilicaux, en effet, ne se ramifient pas seulement de la façon la plus riche dans les cotylédons, mais ils se répandent aussi dans les intervalles.

En rapport avec ce grand nombre de petits placentas fœtaux, la muqueuse utérine possède de son côté de distance en distance des éminences, sortes de larges bourrelets qui représentent les placentas maternels.

Placentas fœtaux et maternels s'engrènent les uns dans les autres de la manière la plus intime, car ils se correspondent exactement par la forme : à un placenta fœtal convexe correspond un placenta maternel concave.

Une autre particularité digne de remarque c'est que peu de temps après la mort on peut facilement séparer ces placentas les uns des autres. Aussi Weber a-t-il pu dire que les villosités des cotylédons se laissent retirer des fossettes des placentas maternels comme le sabre du fourreau ou la main d'un gant. D'après cet auteur, il n'y a pas la moindre trace chez les ruminants du remplacement des capillaires par de larges lacunes sans parois.

Les placentas sont au nombre de 90 à 150 chez la vache et sont formés de villosités longues de 10 à 15 millimètres sur des fœtus assez avancés. Les cotylédons de la brebis forment des cupules dont les bords se referment sur les placentas, de manière à les pédiculiser ; ils sont an nombre de 80 à 130 (Joulin,)

Le chorion des ruminants présente aussi d'après V. Baer et E. H, Weber des éminences ayant la forme de franges ou de replis interposés aux cotylédons. Elles sont disposées en regard des orifices des glandes utérines, prennent un certain développement et sont très vasculaires, circonstance qui a autorisé à penser que la sécrétion des glandes utérines était absorbée par l'œuf.

Les fossettes et les dépressions des cotylédons maternels, dans lesquelles pénètrent les villosités du chorion sont toutes tapissées par l'épithélium de la muqueuse. Il faut signaler aussi que par la pression on peut faire sortir des cotylédons maternels des ruminants un liquide lacté que Harvey déjà regardait comme destiné à la nutrition du fœtus.

Mmamalia deciduata

« Les parties fœtales et maternelles sont intimement unies en un placenta unique et dans la parturition il y a toujours une partie de la muqueuse utérine qui est expulsée avec le produit. »

Ce type comprend deux sous-types, suivant que le placenta est zonaire ou discoidal.

Placenta zonaire. — Le placenta zonaire (placenta

zonaria) qui jusqu'à ce jour caractérise surtout les carnivores et les cheiroptères, mais qu'on trouve aussi chez l'éléphant (Owen, Turner) etc., a été surtout étudié chez le chien et le chat.

Le placenta du chien est constitué par l'union de la zone équatoriale villeuse du chorion à une région de l'utérus semblablement conformée, c'est-à-dire annulaire. Cette région, d'après Sharpey, ne serait autre chose que le résultat d'une prolifération de la muqueuse utérine ; elle renfermerait les mêmes éléments et spécialement des glandes utérines hypertrophiées. Mais les glandes disparaissent graduellement de la zone de la muqueuse qui se transforme en placenta ; les vaisseaux maternels y prennent un développement considérable, et, d'après les recherches de E. H. Weber, et de Bischoff, ces vaisseaux y montrent des capillaires larges de $0^{mm} 36$ à parois extrêmement minces. Ces capillaires sont entourés de toutes parts par des excroissances également vasculaires du chorion, de sorte que les échanges réciproques entre le sang fœtal et le sang maternel peuvent facilement avoir lieu. Les placentas du chien et du chat possèdent donc, comme le placenta humain, de larges canaux sanguins ; mais ces canaux ont une paroi propre et on n'y trouve pas les sinus veineux sans paroi, qui font du placenta humain, un corps d'une structure si remarquable. Dans l'acte de la parturition, il y a élimination de la partie superficielle de la région hypertrophiée de la muqueuse utérine, c'est-à-dire du placenta utérin et la partie de la muqueuse qui reste, devient le siège et l'agent de la régénération d'une nouvelle muqueuse.

Dans cette forme de placenta, les fossettes maternelles qui reçoivent les villosités du chorion sont tapissées aussi par un épithélium. Ercolani s'est basé sur ce fait, pour considérer la muqueuse transformée, qui constitue le placenta, comme une sorte d'organe glandulaire (organo glandulare). Il pense que les fossettes de la muqueuse récemment formée, sécrètent un suc, qui, absorbé par les villosités du chorion, sert à la nutrition du fœtus. Turner partage cette opinion.

Bischoff a trouvé chez la loutre une poche choriale, dont l'ouverture est entourée d'un certain nombre de villosités colorées en rouge-jaune à leur sommet par un dépôt de pigment dans l'épithélium. D'après le même auteur, le placenta de la belette serait double et présenterait sur ses bords, à des places déterminées, des villosités d'une teinte orange.

Ces cas d'une pigmentation particulière appartiennent évidemment au même ordre de faits, que les observations, connues depuis longtemps, de points colorés en vert sur les bords du placenta du chien et du chat. Les matières colorantes en question se rapprochent tantôt de l'hématosine, tantôt de la matière colorante de la bile et sont dans une certaine relation avec les phénomènes d'échanges nutritifs qui s'accomplissent dans l'œuf. Aussi, Breschet a-t-il admis à son époque, que le placenta était un organe d'hématose comme le foie. Bischoff désigne sous le nom d'hémato-chlorine la matière colorante des carnivores.

Enfin, tous les carnivores semblent présenter des vestiges plus ou moins marqués d'une caduque réfléchie, en ce sens, que des bords du placenta, la

muqueuse utérine s'avance jusqu'à une certaine distance sur le chorion qui présente d'ailleurs aussi des
villosités sur la même largeur.

Placenta discoïdal (*Placenta discoidea*). — On trouve
cette forme de placenta chez les singes, les cheiroptères, les insectivores, les rongeurs et la plupart des
édentés. Elle n'a été étudiée d'une manière soignée
que chez un petit nombre d'animaux.

Chez les singes, à l'exception des Lémuridés, le placenta est tantôt simple, tantôt formé de deux parties.
Breschet croyait même que ce dernier type était carac-
téristique pour les singes de l'ancien continent et le
premier pour ceux de l'Amérique. Mais, cette loi s'est
déjà trouvée en défaut pour le chimpanzé dont le placenta est unique, d'après Owen et Rolleston ; derniè-
rement la même remarque a été faite par Turner chez
le Cynocephalus normon. D'après les observations ré-
centes de cet auteur, il paraît que la structure des
enveloppes de l'embryon et du placenta des singes est
en général la même que chez l'homme ; excepté qu'une
caduque réfléchie n'a pas encore été démontrée avec
certitude chez ces animaux.

Les cheiroptères n'ont encore ete que peu étudiés.
Reichert a signalé que les chauves-souris possèdent
une caduque réfléchie, presque entière. Owen, chez le
ptéropus medius, et Kolliker, chez le vespertilio, ont
trouvé un placenta discoïdal.

On ne sait pas encore grand'chose non plus sur les
insectivores. Le hérisson a, d'après Rolleston, une
caduque réfléchie assez complète, puis un chorion auquel s'unit l'allantoïde dans la région placentifère, le
sac vitellin dans le reste de l'étendue. Ce sac vitellin

présenterait des villosités sur une partie de sa surface. Dans la mussaraigne, Nasse a trouvé un sac vitellin, qui, à l'exception de la place où s'insère le cordon ombilical, revêt toute la surface interne du chorion et présente sur sa face externe des villosités dont l'épithélium contient une belle matière verte, qui n'est autre que la biliverdine.

Les rongeurs sont mieux connus. Leur placenta est bilobé et repose sur un épaississement de la muqueuse utérine hypertrophiée dans ses éléments superficiels. L'espèce de coussinet qu'elle forme, ressemble à une plaque muqueuse et adhère au placenta par quelques dentelures assez peu résistantes. Après la délivrance, cette plaque semble déprimée à son centre à cause du rebord saillant qui la circonscrit. (Joulin.)

On a surtout étudié ce placenta chez les lapins ; et c'est dans le placenta de ces animaux, que Godet a démontré les éléments qui sécrètent le glycogène découvert par Cl. Bernard. On a trouvé un placenta analogue chez les rats et les souris. Chez le cochon d'Inde, il est pédiculé du côté maternel.

Enfin on rencontre encore le placenta discoïdal chez certains édentés. Le placenta et les enveloppes de l'œuf du paresseux (Choloepus) ont été étudiés par Turner. Ces parties concordent en beaucoup de points avec ce qui a lieu chez l'homme. Il faut particulièrement signaler la présence dans le placenta de larges sinus veineux maternels d'un diamètre de $0,^{mm}076$ à $0,^{mm}203$, qui tous cependant possèdent un revêtement epithélial. On trouve en outre un placenta lobé discoïdal, un chorion avec une caduque réfléchie.

Kolliker a eu l'occasion d'étudier le placenta sur un

œuf de dasypus gymnurus contenant un embryon de
10 centimètres. Voici la description qu'il en donne. Le
placenta était un ovale transversal occupant les deux
tiers supérieurs de l'utérus. Le cordon ombilical s'in-
sérait sur les membranes. Le placenta fœtal consistait
en jolis arbuscules mesurant jusqu'à 15^{mm} et constitués
d'une façon essentielle comme chez l'homme. Le placenta
utérin ne présentait pas de caduque placentaire ou sérotine démontrable, bien qu'elle existât peut-être ; mais
il y avait une foule de prolongements de la muqueuse
qui, pénétrant dans le placenta, se réunissaient immédiatement au-dessous du chorion pour former une
lame obturante mince dans certains points, épaisse
dans d'autres. Il n'y avait nulle part ailleurs de tissu
màternel entre les villosités. On ne trouvait pas davantage de membrane maternelle de revêtement sur les
villosités dont l'épithélium est bien conservé.

« Quel que soit le mode d'union du produit à la
mère, les rapports des vaisseaux sanguins demeurent
essentiellement les mêmes chez tous les mammifères
soigneusement étudiés à ce point de vue. Chez tous,
le placenta maternel renferme des réseaux capillaires
et nulle part on n'a observé les rapports si particuliers
que présente le placenta humain.

Malgré cette concordance générale, il y a entre les
mammifères cette différence que chez les uns comme
le lapin, les ruminants, le cochon etc., le placenta utérin ne renferme que ces capillaires ordinaires, tandis
que chez les autres, comme les carnivores et les paresseux, ces capillaires ont un diamètre énorme (Turner)
ce qui constitue une sorte de transition avec les rapports existant chez l'homme. »

CHAPITRE III

Des anomalies du Placenta

Les anomalies du placenta sont assez nombreuses : les unes ont rapport soit à son volume, soit à sa forme ; les autres dépendent soit de sa situation, soit de la disposition de ses vaisseaux. Nous allons étudier successivement ces différentes espèces d'anomalies.

1° Anomalies de volume.

Le volume du placenta est très variable. Cela s'explique facilement, puisque l'on a constaté que le volume de cet organe est généralement en rapport avec celui de l'enfant. Presque tous les auteurs donnent une moyenne du poids et des dimensions du placenta, que l'on peut considérer comme l'expression de son volume normal. Nous avons mentionné dans notre premier chapitre une moyenne que nous avons empruntée au Traité d'accouchements de MM. Tarnier et Chantreuil. Par conséquent, toutes les fois qu'on rencontrera un placenta dont le poids et les dimensions dépasseront d'une façon considérable cette moyenne, on pourra dire qu'il y a anomalie de volume. Nous désignerons alors le placenta sous le nom de placenta volumineux.

Nous n'avons pas eu nous-même l'occasion de voir de ces placentas volumineux. Mais voici les cas de ce

genre que nous avons trouvés signalés dans les
auteurs :

Velpeau dit, en traitant des complications de la délivrance, que Carus a parlé d'un placenta de 2 livres
et demie. Stein en a rencontré un de 3 et l'autre de
6 livres. Ce même auteur en a signalé un autre de
2 livres dont l'épaisseur dans un grand nombre de
points avait plus de deux pouces.

Sans parler des cas cités par Ruysch, pour lesquels
les renseignements sont insuffisants, Wrisberg et
Lassus assurent avoir recueilli des placentas de
1500 grammes. Schmidt en a rencontré un dont le
poids s'élevait à 2 kilog. Berthelot en cite un autre
qui mesurait 15 pouces de diamètre. Schtoltz en a vu
également dont le poids dépassait de beaucoup les
dimensions normales sans que leur constitution anatomique fût nullement altérée.

M. le docteur Darbel, dit dans sa thèse, que le professeur Pajot a parlé d'un placenta de 1200 grammes.
Dans les Annales de la Société de médecine d'Anvers,
nous avons trouvé un cas curieux de placenta énorme
rapporté par Vien-Bieralik : description d'un placenta de dimensions immenses ; le diamètre le plus
grand mesurait 40 centimètres, l'épaisseur était en
proportion. Mais, ajoute cet auteur, les parents présentaient des traces de syphilis tertiaire et l'enfant
mort-né en présentait également. C'est à cette ma-
ladie qu'il attribue le développement anormal du placenta.

M. le docteur Bustamante donne dans un des tableaux
de sa thèse le poids et les dimensions de 250 placentas. Sur ce nombre nous en avons trouvé quelques-

uns dont le volume dépassait certainement de beaucoup les dimensions normales : ainsi, 2 pesaient 900 grammes, un 3ᵉ 1000 et un 4ᵉ 1100. Enfin il en cite un 5ᵉ dont le poids s'élevait à 1340 gr. Il avait 25ᵐᵐ d'épaisseur et mesurait 24 centimètres sur 19 de diamètre. L'enfant pesait 4180 gr. La délivrance se fit sans difficulté.

Mais à quoi faut-il attribuer cette anomalie de volume ? Nous ne voyons que deux causes auxquelles on puisse la rattacher : elle est due, ou bien à une hypertrophie générale de tous les éléments du tissu placentaire ou bien encore à une altération anatomique de ces mêmes éléments.

Placenta membraneux. — L'anomalie de développement ne porte pas toujours sur toutes les dimensions à la fois. C'est ainsi que l'on rencontre quelquefois des placentas qui ont une surface très étendue mais dont l'épaisseur est considérablement diminuée. Velpeau a même dit que quand le placenta était très large, sont épaisseur diminuait généralement en proportion. Il s'étale alors sous la forme d'une membrane sur presque toute la surface du chorion. En raison même de cette forme, on a désigné ce placenta sous le nom de placenta membraneux.

Rigby, Schweighœuser citent des cas dans lesquels l'épaisseur du placenta était réduite à 2 ou 3 lignes. Velpeau en a vu un semblable dont le plus grand diamètre avait 13 pouces.

Nous avons trouvé dans les Bulletins de la Clinique pour l'année 1852, la note suivante sur un placenta : il est très large, très mince et résistant. Le cordon est court et petit. L'enfant pèse 3.400 grammes.

Le placenta membraneux est très intéressant à deux points de vue ; d'abord parce qu'il a par sa forme une certaine analogie avec le placenta diffus, dont nous avons décrit le type chez les solipèdes; en second lieu, et c'est surtout à ce point de vue qu'il importe de le connaître, parce que la délivrance présente quelquefois de grandes difficultés. Nous citerons à l'appui de ce fait, l'observation suivante rapportée par Mme Boivin.

OBSERVATION

Je fus appelée auprès d'une femme en travail. Elle n'était enceinte que de huit mois et accoucha d'un petit fœtus vivant dont le poids était de 2 1/2 à 3 livres.

Le placenta avait 12 pouces dans un sens et 9 à 10 dans l'autre. Dans les points les plus épais et qui étaient distants les uns des autres, il n'avait guère que 2 ou trois lignes d'épaisseur. C'était sur un de ces points, qu'était implanté le cordon. Les vaisseaux ombilicaux serpentaient et s'entrecroisaient irrégulièrement dans une grande étendue, des membranes.

La délivrance dura plus de 3/4 d'heure, et ce ne fut qu'après beaucoup de peines et de tentatives réitérées, que nous parvînmes à détacher entièrement et à amener au dehors, roulé plusieurs fois sur lui-même ce placenta sans forme muni de son cordon.

Malgré l'excessive perte de sang que la femme avait éprouvée, elle s'est assez promptement rétablie. Elle eut plus tard deux grossesses successives des plus heureuses.

Voici maintenant ce que dit Mme Boivin dans son Traité d'Accouchemnts au sujet du placenta membraneux : « Irrégulier dans sa forme, sans consistance, n'offrant que peu ou point de prise aux contractions de l'utérus, ce placenta ne peut être que difficilement expulsé. Le cordon, très grêle dans ce cas, n'est d'aucun secours pour en faciliter l'extraction. Il faut donc porter la main dans la matrice, toutes les fois que la capacité le permet, et c'est le cas lorsque la grossesse est arrivée au 7me mois et au delà. »

Mais nous ferons remarquer que le placenta membraneux est très rare; car, c'est à peine si nous en avons trouvé quelques exemples signalés par les auteurs. Ajoutons enfin que cette forme de placenta se présente quelquefois dans le cas d'insertion vicieuse, ainsi que nous le démontrerons, en traitant des anomalies de situation.

2° Anomalies de forme.

Le placenta a ordinairement une forme ronde ou ovale et le plus souvent cette dernière. Mais ce ne sont pas là les seules configurations qu'il puisse présenter. Sa forme extérieure est susceptible d'une multitude de variations. C'est ainsi que certains auteurs parlent de placentas réniformes (Baudelocque) et en fer à cheval. Ils désignent sous ces noms des placentas qui présentent une échancrure plus ou moins profonde sur leur bord. Dans le placenta réniforme le cordon s'insère, comme les uretères, au niveau de l'échancrure.

On a signalé encore des placentas cordiformes et même ayant une forme qui se rapprochait de la forme quadrangulaire. Il y en a d'autres qui offrent un étranglement vers leur milieu. Swenke (1) a donné la description d'un placenta de ce genre : cet arrière-faix, dit-il, présentait un étranglement dans son milieu et paraissait ainsi composé de deux lobes réunis par une partie moyenne qui formait une espèce de trait d'union. Son diamètre le plus long était de 10 pouces, le plus petit de 5.

M. le docteur Bustamante rapporte dans sa thèse que M. le professeur Depaul a montré un semblable placenta aux élèves de la clinique. Il était formé de deux masses séparées par leurs bords et confondues au milieu. On aurait dit le placenta d'une grossesse double.

Cet organe peut affecter des formes plus bizarres encore. Ainsi, dans l'ouvrage d'Amand (2), nous trouvons la description suivante d'un placenta : « Il « avait 11 pouces de longueur sur 5 1/2 de diamètre « dans sa plus grande largeur et ressemblait assez « bien en figure à une queue de morue, lorsqu'on « eut ôté le cordon qui se trouvait attaché à une de « ses extrémités contre l'ordinaire. L'entrelacement « des vaisseaux ombilicaux était à peu près pareil à « ceux des autres arrière-faix de figure ronde ou « ovale, excepté que ce qui se fait en rond ou en « ovale en ceux-là, se faisait en long en celui-ci. »

Enfin, M. le professeur Depaul a bien voulu nous montrer le dessin d'un placenta recueilli à la clinique d'accouchements. dans le mois de septembre 1854. La forme de ce placenta représente assez exactement

---

(1) Anat. secund human , cap. 200, fig. 23.
(2) Nouv. obs. sur les accouchem p. 282.

celle d'une feuille cordiforme de certaines dicoty-
lédonées. Le cordon vient s'insérer au milieu de la
large extrémité, comme le pédicule de la feuille. De ce
point d'insertion partent deux gros troncs, l'un artériel, l'autre veineux qui se dirigent en suivant la ligne
médiane vers la petite extrémité. Dans leur trajet, ils
émettent de nombreux rameaux qui se distribuent sur
les parties latérales comme les nervures d'une feuille.
Ce placenta présente en outre quelques petites échan-
crures sur ses bords ; il y en a deux cependant, situées
sur la petite extrémité, qui sont beaucoup plus pro-
noncées que les autres : elles ont 3 ou 4 centimètres
de profondeur et sont dues très probablement à l'insertion de cette portion du placenta près de l'orifice
interne du col de l'utérus. D'ailleurs, la forme générale de cet arrière-faix nous fait présumer qu'il s'agissait là d'une insertion marginale sur le segment inférieur de la matrice.

Placenta succenturié (*Pl. succenturiata*). — Nous
avons vu en décrivant la structure du placenta que
cet organe est formé par la réunion intime d'un certain
nombre de cotylédons. Mais il arrive quelquefois, qu'à
une certaine distance de la masse principale, un bou-
quet de villosités choriales prend la structure placentaire et ne se trouve uni au corps principal que par
un interstice membraneux et quelques vaisseaux ; il
ressemble à un cotylédon qui se serait développé à
l'écart ; il en excède rarement la grosseur et mesure un
diamètre de 50 à 75 millim. au plus. On désigne ce
petit lobe sous le nom de placenta succenturié ou surnuméraire. Cette forme de placenta est connue depuis
longtemps.

Haller dans sa grande physiologie rapporte quelques exemples de cette disposition organique.

Mauriceau dans ses observations sur les accouchements donne une exacte description de ce lobe surnuméraire. Ainsi, dans sa 66me observation, il parle d'un véritable petit arrière-faix de la largeur de deux pouces et de l'épaisseur d'un-demi doigt. Il était situé à quatre grands travers de pouce du placenta principal, auquel il était uni par un interstice membraneux. On y remarquait manifestement 2 ou 3 vaisseaux considérables.

L'arrière-faix, dit-il encore, dans sa 109me observation avait hors de sa circonscription naturelle, à un travers de doigt de distance, un petit corps charnu de même substance, de la largeur de trois doigts et de l'épaisseur d'un petit doigt ; lequel petit corps n'était joint à l'arrière-faix que par les seules membranes.

Enfin, dans une de ces dernières observations il fait également allusion à un de ces petits lobes surnuméraires, en parlant d'un petit corps que l'accouchée expulsa le lendemain de la délivrance. Il était, dit-il, de la même substance que l'arrière-faix, de la grosseur d'une noix et s'était trouvé un peu plus adhérent à la matrice que le corps principal de l'arrière-faix.

Pasta en a rencontré un absolument analogue à ceux de Mauriceau, mais il n'avait pas de vaisseaux sanguins apparents.

Baudelocque rapporte avoir recueilli un petit placenta du volume du creux de la main, mais conservant toujours des rapports membraneux et vasculaires, avec la masse principale. Velpeau a vu trois fois de ces lobes distincts simulant un placenta surnuméraire.

Nous avons trouvé le cas suivant noté dans les Bulletins de la Clinique pour l'année 1864 : placenta avec un petit lobe surnuméraire mesurant 0,04 centimètres.

Enfin nous lisons dans The obstet. journ. (mars 1880) : Le docteur Roper a montré la pièce d'un placenta supplémentaire du volume de la paume de la main. Il était développé à 5 centimètres de la masse principale. Il n'existait pas de vaisseaux volumineux partant de ce placenta supplémentaire pour servir à la circulation fœtale.

Placentulœ succenturiatœ. — Mais au lieu d'un seul cotylédon, on peut en rencontrer deux, trois et même un plus grand nombre qui se sont développés à une certaine distance de la masse principale. Ils ont alors généralement un volume moindre. Le professeur Hyrtl désigne ces petits lobes sous le nom de placentulæ succenturiatæ. Mais, il faut bien le dire, cette disposition organique est très rare, car c'est à peine si nous avons trouvé quelques exemples signalés par les auteurs :

M. Deneux dit avoir vu un placenta présentant deux petits lobes séparés de la masse prinicipale ;

Dans les Bulletins de la Clinique nous avons trouvé notés les deux cas suivants :

1° Placenta avec deux petits cotylédons surnuméraires. Ils sont très peu épais et situés à l'extrémité du petit diamètre. L'un d'eux mesure 0, 04 centimètres et l'autre 0,025. Le premier se continue avec la masse principale et le second avec le premier.

2° Placenta avec trois cotylédons surnuméraires : Ce placenta présente une circonférence irrégulière sur la-

quelle on voit deux cotylédons surnuméraires qui se
continuent avec le tissu placentaire; un troisième
cotylédon existe à un centimètre du bord placentaire.
Quelques vaisseaux vont à ce dernier.

Nous signalerons enfin un placenta avec plusieurs
cotylédons surnuméraires observé par M. Blot à la
Maternité et représenté dans l'ouvrage de Cazeaux. Le
placenta, dit l'auteur, était formé par une masse res-
ressemblant assez au placenta ordinaire; mais, autour
de cette masse on voyait cinq cotylédons complètement
isolés du gâteau principal auquel ils n'étaient unis que
par des vaisseaux qui allaient rejoindre les ramifications du cordon.

Le placenta succenturié peut présenter certains
inconvénients au point de vue de la délivrance : car,
il arrive quelquefois que ce lobe surnuméraire, soit
qu'il se trouve plus adhérent à la matrice que la masse
principale, soit que l'utérus n'ait pas de prise sur lui
à cause de son petit volume, demeure dans l'intérieur
de cet organe après la sortie du placenta principal. Il
peut alors jouer le rôle d'un corps étranger et maintenir la perte et l'action irrégulière de l'utérus jusqu'à
ce qu'il ait été expulsé. Aussi, faut-il toujours avoir
soin après la délivrance, d'examiner le placenta bien
qu'il paraisse complet, et se rendre un compte exact
de l'état des membranes. Car, si elles présentent quelque déchirure près du bord placentaire, il faut se
méfier et supposer l'existence d'un placenta surnuméraire, surtout si les phénomènes, dont j'ai parlé tout à
l'heure, viennent à se produire.

Placenta double, duplex, dimidiata bipartita (Hyrtl).
— On désigne sous ces différents noms le placenta,

lorsque sa masse entère est divisée en deux moitiés : cet organe présente alors deux lobes tout à fait distincts, d'un volume à peu près égal et réunis par un pont membraneux, sur lequel on voit généralement quelques vaisseaux allant d'un lobe à l'autre. Ce placenta offre un intérêt particulier, parce que les singes de l'Ancien Continent, à l'exception des anthropomorphes, en possèdent normalement un semblable. Mais chez ces animaux, le second lobe reçoit toujours le sang des vaisseaux du premier. Chez l'homme au contraire, ainsi que le prouvent les observations, il semble être de règle, que le cordon ombilical se bifurque à une certaine distance des deux masses placentaires pour donner une branche à chacune d'elles. Mais cette forme de placenta est très rare. Le professeur Hyrtl, qui la décrit dans son excellente monographie sous le nom le nom de placenta bipartita, dit qu'il n'a vu que 4 cas de ce genre. Nous allons rapporter à notre tour les quelques cas et observations que nous avons trouvés publiés dans la science :

Le premier placenta de ce genre fut observé et présenté par M. le Dʳ Bodin à la Société de médecine du département de la Seine. C'étaient deux corps de placenta séparés par leurs membranes; un seul cordon bifurqué fournissait des vaisseaux artériels et veineux (Procès verbaux de la Société de médecine 1812).

Mais, c'est au Dʳ Ebert que l'on doit la première description d'un placenta double observé à la clinique de l'hôpital de Berlin : « Etalé sur une table, ce placenta était divisé en deux parties assez exactement égales, arrondies, entièrement distinctes et n'ayant d'union entre elles que par l'intermédiaire du cordon et des membranes. Ces deux portions étaient séparées par un intervalle de trois pouces environ. Le cordon de 21 pouces de longueur offrait, comme dans l'état normal les trois vaisseaux qui le composent contournés en spirale ; mais la forme spiroïde cessait à environ deux pouces de la bifurcation de la veine ombilicale. En ce point les deux artères étaient placées de chaque côté de la veine et ne communiquaient ensemble que par une petite anastomose. A quatre pouces environ du placenta, la veine se bifurquait, les deux branches qui en résultaient étaient d'inégale longueur et la plus longue envoyait un réseau vasculaire sur le placenta opposé. Il en était de même des artères, qui se distribuaient isolément à chaque placenta ; celle qui correspondait à la plus longue veine envoyait également un rameau vasculaire sur le placenta opposé. Du reste la distribution intérieure des vaisseaux n'offrait aucune anomalie. Les membranes formaient une cavité unique pour l'enfant et les eaux anniotiques ; elles revêtaient les deux portions du cordon, la face fœtale des deux placentas et passaient de l'un de ces organes à l'autre, de manière à établir une sorte de pont membraneux entre eux ; ce qui du reste avec le cordon était le seul point de communication que ces deux parties avaient entre elles (Arch. gén. 1842, t. 14). »

Deux cas analogues furent ensuite signalés : l'un observé à la Clinique d'Accouchements par P. Dubois, et l'autre par Cazeaux qui présenta la pièce à la Société de Biologie. Un peu plus tard le Dr Alois Valenta publiait dans le Wien-Med-Wochenschriftt une observation de placenta double.

Nous trouvons en outre dans la Gazette Médicale de

Lyon de 1858, une autre observation de ce genre que nous allons reproduire en entier, parce que c'est la plus complète qui ait été publiée et que le cordon, après s'être bifurqué, vient s'insérer sur les membranes.

OBSERVATION I

Placenta double pour un seul fœtus. Insertion du cordon sur les membranes. (Observation recueillie à la maternité de Lyon dans le service de M. Vallette par Dr Perroud, alors interne.)

Philiberte Jacqueline Besse, âgée de 37 ans, primipare, est prise le 18 avril des douleurs de l'enfantement à la fin d'une grossesse de 9 mois exempte de tout accident. L'accouchement fut naturel, le travail dura 10 heures ; l'enfant est un garçon bien conformé et bien portant qui s'était présenté par le vertex, en position occipito-iliaque droite antérieure.

La délivrance se fit naturellement sans que la femme perdît plus de sang qu'il ne s'en écoule ordinairement : 12 minutes après l'expulsion de l'enfant, le placenta était décollé, l'utérus revenu sur lui-même et en tirant légèrement sur le cordon on amenait facilement l'arrière-faix ; toutefois la masse placentaire s'engagea par un point de sa circonférence à travers l'orifice du col utérin, sous l'influence des tractions qu'on exerçait sur elle par le cordon et non par le centre de sa face fœtale, comme cela a lieu le plus souvent ; la disposition des diverses parties du délivre explique du reste suffisamment cette particularité.

Nous passons sous silence les suites de couches qui ne présentèrent rien d'anormal et nous arrivons à la description de l'arrière-faix, partie sans contredit la plus intéressante de cette observation.

Cet arrière-faix lavé et séché avec soin pèse 420 gr. Etalé et examiné minutieusement, il présente diverses anomalies du côté du placenta, du côté du cordon et du côté des membranes.

1° Placenta. — La masse placentaire est très manifestement double, elle se compose de deux placentas très régulièrement arrondis, mesurant chacun 13 cent. 1|2 de diamètre dans tous les sens et 39 cent. de circonférence ; leur épaisseur est variable au centre, où elle est de 2 cent. et sur la circonférence, où elle mesure 5 m. m.

La face utérine présente cet aspect inégal et mameloné qui lui est habituel, ainsi que 4 sillons principaux inégalement profonds et incomplets, partageant chaque placenta en une sixaine d'ilots cotylédonaires inégaux. La moitié externe de l'un de ces organes, présente sur la face utérine 3 à 4 foyers apoplectiques, variant entre la grosseur d'un pois et celle d'une amande ; les membranes sont dans le voisinage infiltrées jusqu'à une petite distance de quelques caillots sanguins noirâtres analogues à ceux que l'on trouve dans les foyers apoplectiques.

2° Cordon. — Le cordon est maigre, mais tout à fait sain inséré à l'ombilic de l'enfant, il est simple dans la première partie de sa longueur ; mais, il se bifurque avant de s'insérer à la masse placentaire. Ces deux parties du cordon présentent des caractères différents; nous croyons utile de les étudier séparément pour éviter toute confusion.

La portion simple est de beaucoup la plus étendue, elle compte 71 centimètres de longueur, mesurée de l'omiblic même de l'enfant.

Les membranes qui les revêtent sont saines et légèrement roulées en spirale de droite à gauche.

Les vaisseaux sont au nombre de trois, deux artères et une veine ; ils sont contournés les uns sur les autres de droite à gauche et cet entortillement s'étend jusqu'à la bifurcation du cordon dans toute sa portion simple, ces vaisseaux ne s'envoient aucune anastomose dans tout ce trajet.

La portion bifide du cordon présente un tout autre aspect; les deux branches de cette bifurcation, d'une inégale lon-

gueur vont aboutir chacune à l'un des deux placentas, elles
sont composées l'une et l'autre d'une des artères ombilicales
et d'un large rameau veineux provenant d'une bifurcation
de la veine ombilicale. Ces vaisseaux ne se contournent
pas en spirale à ce niveau comme dans la première portion
du cordon et de plus ils se subdivisent en plusieurs rameaux
avant de s'aboucher dans le placenta auquel il sont destinés. Pour compléter les caractères communs de ces deux
branches de bifurcation, ajoutons qu'après un court trajet
l'amnios leur fait une gaîne commune, elles ne tardent pas
toutes les deux à s'insérer sur les membranes même, pour
de là gagner en rampant un des points phériphériques de
leur disque placentaire respectif.

Etudions maintenant les caractères particuliers de chacune de ces deux branches terminales :

Elles sont, avons-nous dit, d'inégale longueur; la plus
longue mesure 2 cent. 1/2 dans sa portion libre, c'est-à-dire
avant d'avoir atteint les membranes et 4 cent. 1|2 dans le
trajet qu'elle effectue entre celles-ci jusqu'à son placenta. Son
artère se divise bientôt en deux rameaux d'inégale grosseur
qui s'abouchent isolément dans la masse placentaire, à laquelle ils sont destinés, sans rien envoyer au placenta voisin; la veine envoie au contraire, deux petits ramuscules,
l'un au placenta effacé, l'autre au sien propre.

La plus courte des deux branches terminales du cordon
mesure 2 cent. dans sa portion libre et 3 cent. dans son
trajet intra-membraneux: ses vaisseaux se comportent
d'une manière différente que précédemment : ainsi, c'est
l'artère qui après s'être divisée en 3 branches fournit un
rameau anastomotique au placenta voisin, la veine ne
donnant aucune anastomose.

Après avoir ainsi serpenté au milieu des membranes, les
vaisseaux qui composent chacun de ces cordons terminaux
gagnent leur placenta par deux points de leur circonférence distants l'un de l'autre de 10 cent. Arrivés sur la circonférence de leur placenta respectif, ces vaisseaux s irra-
dient en divisions dichotomiques sur sa face fœtale de manière à former, non pas une sorte d'étoile, comme cela se

.voit lorsque l'insertion maternelle du cordon est centrale mais bien une sorte de figure comparable aux nervures d'une feuille de certaines dycotylédonées.

3° Membranes. Nous avons déjà vu la manière dont les membranes se comportent vis-à-vis du chorion et du placenta. Nous ne reviendrons pas sur l'espèce de pont au moyen duquel elles relient ces deux masses spongieuses. Nous ferons remarquer seulement qu'elles ne forment qu'une seule cavité pour l'enfant et les eaux de l'amnios et que leur perforation manifestement centrale accuse ainsi évidemment que l'insertion de l'appareil placentaire avait eu lieu sur le fond de l'utérus.

Nous rapprocherons de cette observation l'observation suivante de placenta double dont une des branches de bifurcation du cordon, présente égale-une insertion vélamenteuse.

OBSERVATION II

Placenta dimidiata avec un cordon bifurqué par le ;Dr Richard son (obstet. transac. V. 8 p. 337).

J'assistai Mme T.., dans son 8me accouchement qui eut lieu à 3 heures du matin le 15 novembre 1866. L'accouchement fut naturel, Mais au bout de 15 minutes une hémorrhagie se déclara ; on donna à l'accouchée de l'eau de vie et de l'ergot de seigle et après une légère traction la délivrance eut lieu. Pendant la première partie de cette grossesse Mme T..., avait eu des pertes presque constantes jusqu'au 4me mois et la quantité de sang était considérable.

Description du placenta. Cet organe était constitué par deux parties parfaitement distinctes et séparées l'une de l'autre. Chaque lobe présente une forme arrondie ayant du reste, une apparence normale et un volume moyen. L'un d'eux avait un diamètre de 4 pouces et demi, l'autre de 5 pouces et demi. Les membranes étaient presque complètes. Le cordon ombilical est unique et composé de 3 vaisseaux comme à l'ordinaire. Mais à sa jonction avec les membranes il se divise en deux branches : l'une vient aboutir au plus petit des placentas, elle se compose de deux vaisseaux: une artère et une veine; l'autre branche est composée de deux autres vaisseaux qui traversent les membranes dans un parcours de 6 pouces et ce n'est qu'au bout de ce trajet qu'ils rejoignent le bord du placenta le plus large.

En arrachant le délivre, les deux vaisseaux allant du cordon au plus petit placenta avaient été déchirés et les extrémités des déchirures étaient très bien reconnaissables. La distance qui séparait les deux placentas était de 2 pouces à 2 pouces et demi. L'espace intermédiaire était occupé par une portion de membranes, qui était un peu plus épaisse et un peu plus dense qu'à l'ordinaire; mais elle était transparente et n'offrait aucune trace de vaisseaux passant d'un placenta à l'autre. Le bord d'un des placentas était évidemment le point de départ de l'hémorrhagie qui est survenue après l'expulsion de l'enfant. Il y a, à ce niveau un espace égal à la moitié de la main, où il y a des caillots adhérents.

Nous voyons que, outre l'insertion vélamenteuse du cordon, cette observation présente une autre particularité digne de remarque : il n'y avait pas dans ce cas, comme cela existe ordinairement, de communications vasculaires apparentes entre les masses placentaires, de sorte que chacune d'elles avait, pour ainsi dire, une circulation tout à fait indépendante.

Nous rapporterons enfin une dernière observation de placenta double qui a été publiée par le Dr Green :

Observation III

Placenta double ou dycotylédoné par le Dr G. Green (Transact. the obstet. soc. of London 1877.)

Le placenta double était constitué par deux placentas très nettement séparés l'un de l'autre, mais ne correspondait qu'à un seul enfant du sexe féminin, né à terme en très bonne santé, sans présenter aucun signe de dualité. Ces deux placentas étaient contenus dans le même sac, mais chacun d'eux avait un plexus de veines distinct, qui se terminait sur un cordon, qui restait distinct lui aussi sur une longueur de 10 centimètres ; il se réunissait alors a son congénère, pour former un cordon unique qui ne différait en rien d'un cordon ombilical ordinaire. La pièce envisagée dans son ensemble pouvait être comparée à une jeune plante dont la tige était représentée par le cordon et les cotylédons par le placenta.

Placenta bilobé. — Mais dans cette anomalie de forme, le cordon ne présente pas toujours de bifurcation, avant d'arriver au placenta. Il s'insère quelquefois directement sur une des masses et de celle-ci partent alors des vaisseaux qui vont se rendre à l'autre masse. Nous désignerons ce placenta, pour le distinguer du placenta double, sous le nom de placenta bilobé.

En 1859, M. Houel a présenté à la Société de Chirurgie au nom de M. Lizé du Mans, un placenta bilobé provenant d'une grossesse simple. Il était divisé en deux parties entièrement distinctes et n'ayant d'union entre elles que par l'intermédiaire des membranes.

De son côté, le Dr Hall Davis a rapporté dans la Lancette Anglaise de 1860, un cas de placenta analogue, avec un seul cordon et un seul fœtus.

Nous trouvons en outre dans Barnes (1) l'observation suivante: « Je fus une fois appelé par une sage-femme de la Royal Maternity Charity pour un cas fort embarrassant. L'enfant était né, le cordon lié et le placenta qui paraissait complet était sorti, lorsqu'un autre placenta le suivit; ils étaient semblables en forme et en volume. La première idée de la sage-femme, fort naturelle, fut qu'il y avait un autre fœtus dans la matrice, mais ne pouvant le trouver, elle me le fit chercher. J'introduisis la main, je m'assurai que l'utérus était vide et je le fis contracter.

La seconde masse placentaire était développée sur le même chorion que la première; des vaisseaux allaient de l'une à l'autre à travers l'espace libre et venaient rejoindre le cordon qui sortait de la première masse. »

Dans les cas qui précèdent, on n'a pas noté si la délivrance a présenté des difficultés. Cependant il peut arriver que les choses ne se passent pas aussi simplement, et que l'on soit obligé d'intervenir. Nous avons été témoin cette année à l'Hôpital des Cliniques d'un cas que le diagnostic rétrospectif nous a permis d'étudier d'une façon très exacte. Dans l'observation IV que l'on peut lire en détail et que nous devons à l'obligeance de M. le Dr Budin, chef de

(1) Leçons sur les opérations obstétricales, trad. par Cordes, Paris (1873).

clinique, on verra que dans ce cas particulier, il s'agissait d'un placenta bilobé qui nécessita l'intervention de l'art :

OBSERVATION IV (inédite).

Placenta bilobé provenant d'une grossesse simple. (Communiquée par M. le Dr Budin, chef de clinique d'accouchement de la Faculté).

Le 30 avril 1880, entrait à la salle d'accouchements de la Clinique, la nommée Cher..., âgée de 29 ans, couturière. Elle était arrivée au terme de sa septième grossesse et dans ses accouchements antérieurs, elle avait deux fois mis au monde des jumeaux. Les membranes s'étaient rompues spontanément le 27 avril dans la journée et les douleurs étaient apparues le 30 avril à 4 heures du matin. L'enfant se présentait par le siège en position S I G A. A 6 heures, la dilatation était complète : l'extraction fut faite par Mme la sage-femme en chef, à 7 heures 45. L'enfant est venu mort ; on n'a pas pu indiquer à quel moment il avait succombé. A 8 heures 30 du matin, la délivrance n'étant point faite, la femme commença à perdre un peu de sang ; à 8 heures 40, une hémorrhagie assez abondante eut lieu : du sang pur et des caillots furent expulsés, dont le poids peut être évalué à 11 ou 1200 grammes. On m'envoya alors chercher dans les salles de l'infirmerie où je faisais la visite. A la palpation, je constatai que l'utérus était un peu mou, mais presque immédiatement une contraction arriva et l'utérus devint dur. Lorsqu'il se relâcha, du sang s'écoula de nouveau par la vulve. Quant à la femme elle était très pâle ; la délivrance artificielle était nécessaire. Je pratiquai le toucher et je pus suivre le cordon jusqu'à une certaine hauteur dans l'intérieur de la cavité utérine. La main gauche étant mise sur le fond de l'organe, j'essayai d'introduire la main droite ;

une contraction arriva, qui m'empêcha de pénétrer : j'attendis, puis je réussis à introduire la main dans l'intérieur de l'utérus. Je constatai qu'une portion du placenta était détachée et flottait; mais une autre portion assez étendue restait adhérente à la paroi intérieure ; je la détachai avec l'extrémité des doigts qui passèrent entre le placenta et la paroi même de l'utérus; mais il restait une portion qui adhérait au fond de l'organe, tout à fait dans l'angle ou mieux dans la corne droite; et comme à chaque instant des contractions survenaient, il me fallut un certain temps pour décoller complètement le placenta et l'amener au dehors.

Description du Placenta. — Le tissu placentaire comprenait deux masses absolument distinctes : l'une plus volumineuse, plus large, plus épaisse surtout à son centre ; l'autre mince, étalée. La première est celle qu'il a fallu décoller : ses cotylédons sont un peu séparés les uns des autres, ils adhèrent cependant à la face fœtale, et on peut, en les rapprochant, constituer facilement un placenta complet, qui mesure 16 centimètres de longueur sur 13 de largeur. Au niveau de la région la plus épaisse on trouve 2 cent. 5. L'autre portion, qui est beaucoup plus plate, beaucoup moins épaisse, mesure dans son plus grand diamètre 14 centimètres, dans son plus petit 7 cent. 5. Entre ces deux masses placentaires, il existe une surface membraneuse plus étroite vers le milieu, beaucoup plus large au contraire au fur et à mesure qu'on s'éloigne de ce point, ce qui est dû à la disposition circulaire des bords de chacune des deux portions. La distance minimum qui sépare les deux placentas est de 2 cent. 5. En examinant la face fœtale de ces deux masses, on voit que le cordon vient s'insérer sur le milieu de celle qui est la plus volumineuse. Du point d'insertion du cordon partent des vaisseaux qui se rendent dans les divers cotylédons de la partie la plus considérable, et trois gros vaisseaux cheminent isolément dans l'épaisseur du chorion, traversent en trois endroits différents la surface membraneuse qui sépare les deux masses pour se rendre dans celle qui est la plus volumineuse.

Pendant quelques jours, la femme eut de la fièvre, des lochies fétides, mais bientôt les accidents disparurent et la femme sortit guérie de l'hôpital.

Le professeur Hyrtl, décrit encore dans son ouvrage deux autres formesde placentas : le placenta tripartit et le placenta multilobé, tous les deux très rares. « Ce dernier dit-il, offre un grand nombre de lobes (jusqu'à 30 et 40) bien séparés, mais demeurant cependanttoujours si rapprochés les uns des autres, qu'il n'en résulte dans l'aspect aucune ressemblance marquée avec les cotylédons des ruminants. Aussi bien cette ressemblance ne se trouve-t-elle pas non plus dans la structure. »

Enfin, nous signalerons en dernier lieu une forme particulière du placenta sur laquelle Kolliker a appelé l'attention dans ces derniers temps.

« Sous le nom de placentas marginés (placentæ marginatæ), dit cet auteur, je désigne ceux dans lesquels le chorion n'adhère qu'à une partie plus ou moins étendue de la face fœtale du placenta, en laissant le bord libre. J'ai rencontré quatre fois des placentas de ce genre dans les deux dernières années. Ils semblent par suite, n'être pas très rares, bien que je n'en aie trouvé la mention nulle part, pas même dans la monographie de Hyrtl, mais je ne veux pas dire par là qu'on ne les avait pas encore vus. Dans ces placentas, la face fœtale offre une marge de 6 à 7 centimètres de large revêtue d'un prolongement de la caduque vraie et de la caduque reftéchie, lesquelles mème se laissent dans cette région facilement séparer l'une de l'autre. Il en résulte que la lame obturante de Winkler, ma

caduque sous-choriale, existe ici dans une étendue
bien plus considérable qu'ailleurs et cette circonstance donne un grand intérêt à ces placentas. Je no-
terai en outre, que le chorion frondosum n'occupant
que le centre de ces placentas, les gros vaisseaux ne
se ramifient aussi que dans cet aire, qui ressemble à
une sorte de jatte peu profonde et est séparée par un
bourrelet annulaire de la région marginale. A partir
de ce bourrelet, les arbuscules du chorion s'étendent
horizontalement et à la surface de la caduque sous-choriale jusqu'au bord périphérique du placenta. Les quatre placentas qui m'occupent, mesuraient, le 1er 15 à 16
cent ; le 2me 15 à 18 cent ; le 3me 12 à 16 cent ; le 4me 15
à 16 cent et la marge recouverte par la caduque sous-
choriale avait dans le 1er 2,7 à 4,5 cent ; dans le 2me
2,05 à 6,2 cent. ; dans le 3me 2,1 à 7,2 centimètres et dans le 4me 1 à 2 centimètres. Le diamètre du
chorion fondosum ne mesurait pas plus de 5 à 7 centimètres dans le cas le plus typique qui était le 3me. »

3e Anomalie de situation.

Le placenta n'est pas toujours fixé sur le fond de
l'utérus ; il s'insère quelquefois sur le segment inférieur de cet organe. C'est là une anomalie que l'on a
désignée sous le nom d'insertion ou implantation
vicieuse.

Mais lorsque le placenta s'insère sur le segment inférieur de l'utérus, ses rapports avec l'orifice ne sont
pas toujours les mêmes et à ce point de vue on a
admis plusieurs nuances ou variétés d'insertions vicieuses. Ces diverses insertions ont reçu différents

noms : marginale, quand le placenta s'étend très près de la circonférence de l'orifice ; incomplète ou partielle, quand il n'en recouvre qu'une partie ; complète ou centrale, quand il le recouvre en totalité. Les auteurs Anglais et Allemands désignent d'une façon générale le placenta qui s'implante sur le segment inférieur de la matrice sous le nom de placenta prœvia. Nous croyons que cette dénomination devrait être uniquement réservée pour la variété d'insertion centrale ; car elle devient inexacte lorsqu'on l'applique à la variété marginale.

Un certain nombre de statistiques ont été faites pour établir la fréquence de l'insertion vicieuse du placenta. Nous empruntons les suivantes aux Leçons cliniques de notre savant maître M. le professeur Depaul :

F. H. Rambostham, sur 26,676 accouchements a noté 42 fois l'implantation du placenta sur le col, soit 1 sur 635.

Schwartz (Monastchrift für Geburtskunde) a trouvé 332 cas sur 519,323 accouchements, soit 1 sur 1,564.

Arneth (2e clinique obstétricale de Vienne), 9 cas sur 6,572 accouchements, c'est-à-dire 1 sur 725.

Klein, 15 cas sur 1410, soit 1 sur 760.

Collin, 11 cas sur 1,614 ou 1 sur 1,492.

Mac Clintok et Hardy, 8 sur 6,634 ou 1 sur 1492.

A la maternité de Wurtzbroug, 13 sur 6,139 ou 1 sur 472.

Clinique d'accouchements de Paris, 71 cas sur 17,230 accouchements, soit 1 sur 242 accouchements.

Si maintenant nous prenons la moyenne de ces différentes statistiques, nous trouvons que l'insertion vicieuse du placenta a eu lieu une fois sur 1,220 accouchements. Nous voyons par ces chiffres que cette insertion est assez rare ; fort heureusement pour la mère et l'enfant, car c'est, de l'avis de tous les auteurs, la plus redoutable des complications pendant l'accouchement.

Mais quelles sont les causes de l'insertion du placenta sur le segment inférieur de l'utérus ? C'est là, il faut l'avouer, un point sur lequel on n'est pas encore bien fixé. M. le professeur Depaul, après avoir, dans sa leçon clinique sur les insertions vicieuses, exposé les différentes opinions des auteurs à ce sujet, s'exprime ainsi : « S'il me fallait me prononcer à mon tour sur
« les causes de cette anomalie j'invoquerai, comme la
« plupart des auteurs, l'ampleur relativement consi-
« dérable de la cavité utérine, ce qui s'observe prin-
« cipalement chez les multipares et surtout l'absence
« de congestion de la muqueuse utérine au moment
« où l'œuf arrive dans la matrice, ce qui peut, à la
« rigueur, s'observer chez la primipare comme chez
« la multipare, cet état congestif étant en réalité sous
« la dépendance de l'action réflexe et par conséquent
« sujet à des différences individuelles considérables.

Nous allons maintenant étudier d'une façon toute spéciale les changements de forme que peut subir le placenta, lorsqu'il s'insère sur le segment inférieur de l'utérus. Car c'est là un point de vue auquel nous devons surtout nous placer dans l'étude de ces anomalies.

Peu d'auteurs se sont occupés de cette question Levret cependant fait dans ses observations la re-

marque suivante, à propos d'un placenta prœvia :
« Après avoir extrait l'arrière-faix, dit-il, je l'exa-
minai avec soin et je le trouvai une fois plus épais
dans son milieu que sur ses bords. Lorsqu'on le por-
tait sur un plan horizontal, sa forme représentait
assez bien un tetton, surtout lorsque le côté de l'amnios était en dessus, car alors le cordon semblait être
le mamelon prolongé. On sait que cette forme n'est
pas ordinaire au placenta qui n'est ainsi nommé que
parce que, comme un gâteau, il est presque partout
d'une égale épaisseur. Mais si on réfléchit que le col
de la matrice ne se dilate que sur les derniers mois de
la grossesse, on apercevra bientôt pourquoi le placenta était beaucoup plus épais dans son milieu que
sur ses bords. La raison en est si frappante pour tout
le monde que je crois qu'il serait superficiel de m'y
arrêter davantage. »

Ollivier (1) dit aussi que le placenta offre un mamelon saillant quand il s'insère sur l'orifice de
l'utérus.

« D'Outrepont (2) prétend, au contraire, que la portion du placenta située au voisinage de l'orifice utérin
ou sur cet orifice lui-même est moins épaisse et moins
développée que le reste de cet organe. Hecker fait
quelques remarques intéressantes sur ce sujet et
décrit un excellent cas. Il fait aussi allusion à des
observations analogues de Kuenecke et de Schuchardt,
qui tous les deux rapportent un cas dans lequel le
placenta était succenturié. Le plus petit lobe, dans le

(1) Dict. des sciences médicales, en 30 vol., art. placenta.
(2) Matthews Duncan. Mécanisme de l'accouchement, trad. p. Dᵣ P
Budin.

cas de Kuenecke, et la membrane qui réunissait les deux lobes dans celui de Schuchardt, recouvraient l'orifice interne de l'utérus. Dans l'exemple rapporté par Hecker, le placenta était formé de deux lobes inégaux, séparés par une partie amincie, et ce placenta bilobé était placé sur le col de l'utérus de telle façon que la partie mince, sur laquelle cependant on trouvait des villosités placentaires apparentes, était juste au dessus de l'orifice interne du col ; et c'est à travers cette partie amincie, quand les lobes eurent été complètement séparés par suite de la déchirure, que l'enfant passa. »

Mais, le docteur Sérélius d'Helsingfors est certainement, de tous les auteurs, celui qui a le plus étudié cette question. Nous avons lu avec le plus vif intérêt son travail, qui a été publié dans les Archives générales de médecine. En voici les conclusions, conclusions basées, dit-il, sur l'analyse exacte de dix cas.

« En récapitulant les faits rapportés ci-dessus, on voit que le placenta se développant sur l'orifice de l'utérus, subit des changements de forme importants ; quelquefois, mais rarement, il s'étale en membrane sur toute la surface du chorion, ou bien il y a deux placentas entièrement séparés, ou, c'est ce qui arrive le plus souvent, le placenta est divisé incomplètement en deux par un sillon allant du bord libre jusqu'au milieu. Comme altération correspondante, on trouve la membrane inter-utéro-placentaire incomplètement développée sur les parties situées à l'orifice de l'utérus, et quelquefois remplacée par une couche de tissu connectif, ou par de la caduque en transformation graisseuse, et parsemée de pigment recouvrant une lame mince de substance placentaire, où les villosités transformées en tissu cellulaire, forment des cotylédons aplatis près de l'orifice de l'utérus, sans veine circulaire. Si le placenta ne se développe pas primitivement sur l'orifice mais sur les parties latérales, un lobe seulement étant en contact avec l'orifice, on n'y observe pas ces lésions remarquables, mais seulement des amas de fibrine et des apoplexies dans les couches superficielles, et dans l'intérieur des villosités. »

Le docteur Sirelius a très exactement décrit les diverses modifications que peut subir la forme du placenta lorsqu'il si'nsère sur le segment inférieur de de l'utérus. Nous avons, en effet, trouvé dans nos recherches des cas de placenta prævia qui présentaient les différentes formes signalées par cet auteur. Ainsi, M. le professeur Depaul rapporte, dans sa leçon clinique sur les insertions vicieuses, deux observations dans lesquelles le placenta s'étalait en forme de membrane : dans le premier cas, il était mince et très étendu ; dans la second il présentait ces mêmes caractères et de plus une large échancrure par laquelle on avait pu faire passer le forceps.

Les cas de Kuenecke, de Schuchardt et de Hecker, que nous avons signalés tout à l'heure, sont autant de preuves que le placenta prævia peut affecter la forme bilobée. Nous citerons encore à l'appui de ce fait, l'observation suivante publiée par le D' Elvood Wilson :

OBSERVATION V.

Placenta divisé en deux portions par un pont membraneux.
(*The American journal of obstetrics, août* 1876.)

Le 30 mars, je fus appelé pour voir une dame arrivée au huitième mois de la grossessse Elle ne présentait aucun malaise, pas d'hémorrhagie, mais elle craignait d'avoir un enfant malade. Je la revis le 1er avril. Elle présentait à ce moment de violentes douleurs. Le vagin était humide et l'orifice utérin était légèrement dilaté. Après un examen minutieux, je trouvai le bord du placenta, et, passant le doigt à travers une masse de caillots, je touchai au-dessus quelque chose qui me parut être les membranes. Après les avoir perforées, il s'échappa du liquide amniotique teinté de sang. Pour exciter les contractions utérines et arrêter l'hémorrhagie, je donnai de l'ergot de seigle et ramenai la tête au-dessus du placenta. Quand l'action de l'ergot s'accusa, j'appliquai le forceps et terminai l'accouchement.

Il s'agissait d'une insertion complète du placenta sur le segment inférieur de l'utérus, mais ce placenta était séparé en deux moitiés, l'une droite, l'autre gauche, réunies par un pont membraneux et c'est à travers cette ouverture que l'enfant était passé.

Mais nous ne saurions cependant partager entièrement les opinions du docteur Sirélius. Car elles sont sur certains points complètement différentes de celles exprimées par la plupart des auteurs. Ainsi, nous ne sommes plus de son avis, quand il admet comme une règle que, dans tous les cas où le placenta est inséré sur le segment inférieur de l'utérus, il y a une atrophie de la portion qui recouvre l'orifice interne du col ;

c'est là, pour nous, certainement une erreur. Car il est parfaitement démontré que dans la plupart des cas d'insersion centrale le placenta n'offre nullement une partie ainsi atrophiée. D'autre part, si cette atrophie existait réellement, non seulement il n'y aurait aucune hémorrhagie, avant la dilatation de l'orifice interne, mais il n'y en aurait aucune non plus pendant la dilatation du col, ce qui est en complet désaccord avec l'histoire clinique de la grande majorité des cas d'insertion vicieuse du placenta. Sirélius décrit ces portions atrophiées, comme des modifications ovulaires primitives, tandis que Braun les considère comme le résultat d'une séparation survenue de bonne heure au niveau de cette partie du placenta ; et Braun décrit comme coïncidant avec cet état l'absence d'hémorrhagie pendant la première partie de la dilation du col. Nous ne voyons cependant aucune raison pour douter que l'opinion de Sirélius ne puisse être exacte dans quelques cas. (Duncan.)

Ce même auteur prétend en outre que la forme bilobée du placenta avec un pont membraneux ne se rencontre que lorsque le placenta s'insère sur le segment inférieur de l'utérus. Son opinion est encore ici trop absolue. Car, parmi les observations de placenta double et bilobé que nous avons rapportées, en traitant des anomalies de forme, il n'y en a pas une seule dans laquelle le placenta présentait une insertion vicieuse ; et dans le cas dont nous avons été témoin à la Clinique d'accouchement, M. le docteur Budin a pu constater par lui-même, que le placenta s'implantait sur le fond même de l'utérus. (Voir Ob. IV.)

Nous signalerons enfin une dernière modification que

peut subir la forme du placenta dans l'insertion marginale. Cet organe peut alors prendre dans certains cas
une forme ovoïde et la petite extrémité présente une
espèce de petit prolongement membraneux. Un cas de
ce genre a été observé cette année à la Clinique d'accouchements par M. le docteur Budin qui a bien
voulu nous communiquer l'observation : il s'agissait
d'une insertion marginale du placenta, dans laquelle
nous avons trouvé la description suivante de cet organe « Le volume de l'arrière-faix est à peu près normal, sa forme est ovoïde. Sur un des côtés de la petite
extrémité on voit une sorte de prolongement ou lan-
guette au niveau de laquelle l'épaisseur du placenta est
peu considérable. Sur le bord même de cette lan-
guette on trouve des caillots et le tissu placentaire est
thrombosé. Ce tissu du placenta semble en outre avoir
été déchiré par les doigts. Les membranes ont été
rompues exactement au niveau de ce bord. Elles ne
présentent qu'un petit orifice ; orifice si petit, que si
on ne tenait pas compte de la rétractilité de ces membranes, on pourrait se demander comment le fœtus a
pu le traverser. »

Anomalies des vaisseaux

La plupart de ces anomalies dépendent pour ainsi
dire du mode d'insertion du cordon ombilical. Celui-ci
s'insère ordinairement vers le centre du placenta ;
mais il peut s'implanter aussi sur un point très rap-
proché de sa circonférence et parfois sur son bord
même. On dit alors le placenta en raquette.

Placenta en raquette. — Cette forme de placenta

présente deux variétés : ainsi, tantôt le cordon tombe presque perpendiculairement à la surface du bord placentaire et alors il n'y a pas grand éparpillement des vaisseaux ; tantôt au contraire, et c'est le cas le plus fréquent, le cordon arrive presque parallèlement à la surface fœtale du placenta ; les vaisseaux se séparent et se divisent alors d'une telle façon, qu'on a comparé la disposition qu'ils affectent, à une patte d'oie.

Le placenta en raquette n'est pas très rare, car, sans pouvoir donner des chiffres exacts, on peut dire qu'il se présente 2 ou 3 fois sur 25. (Bustamante, Thèse de Paris, 1688.) On l'observe encore dans les grossesses doubles.

Mais le cordon ombilical ne s'insère pas toujours sur la masse placentaire ; il peut encore, mais très rarement, s'insérer sur les membranes. Et de même que l'on désigne ce mode d'insertion sous le nom d'insertion vélamenteuse, de même nous appellerons alors le placenta, avec M. le professeur Barnes, placenta velamentosa.

Placenta velamentosa. — Nous distinguerons encore ici deux cas, suivant que l'insertion a lieu sur un point des membranes plus ou moins éloigné du placenta. Car, dans ces deux cas, les vaisseaux peuvent affecter une disposition différente. Lorsque l'insertion du cordon ne se fait pas très loin du bord placentaire, les vaisseaux s'écartent les uns des autres ; ils se divisent en plusieurs branches et l'on distingue alors très nettement la disposition en patte d'oie dont nous avons parlé tout à l'heure.

Quand, au contraire, le cordon s'insère sur les membranes à une grande distance du placenta et quelquefois même dans un point tout-à-fait opposé, comme les auteurs en signalent des exemples, on voit alors une distribution toute différente des vaisseaux ombilicaux. Ils se séparent et forment autour du placenta à cette distance, dans plus de la moitié de la circonférence, une espèce de ceinture, d'où de grosses branches artérielles et veineuses vont se rendre à leur destination comme les rayons d'une roue vont se rendre au moyeu. (Baudelocque.)

L'insertion vélamenteuse du cordon est aujourd'hui très bien connue. On la trouve signalée pour la première fois dans les commentaires de la Société de Gottingue. (Nov. comment. Sociét. Gœtting., tome IV, p. 57); un second cas est rapporté par Sandifort; (Observat. anatomicæ-pathologicæ, liv. 11, chap. IV). une semblable disposition a été décrite par le professeur Lobstein. (Arch. de l'art. des accouch.) et par J. F. Schweighæser. (Tome I., Strasbourg, 1801.) Des faits de ce genre ont été signalés par Baudelocque, Lauvergeat et Morlanne. Cette distribution particulière des vaisseaux du cordon a été observée en 1803 à l'Hospice de la Maternité de Paris et la pièce fut apportée à une leçon de M. le professeur Baudelocque. Depuis cette époque les accoucheurs ont signalé de temps en temps quelques cas d'insertions vélamenteuses. Enfin, en 1831, Benkiser a rassemblé dans une thèse remarquable un bon nombre d'observations d'insertion du cordon sur les membranes.

Nous avons trouvé dans les Bulletins de la clinique pour l'année 1858, la note suivante :

Le cordon était inséré sur les membranes à une distance considérable du bord placentaire.

Cette anomalie serait due, d'après Benkiser à un défaut de correspondance entre le point interne du chorion sur lequel se réfléchit l'allantoïde et le point externe de cette membrane où doivent s'établir les relations de l'œuf avec l'utérus.

Mais, s'il est intéressant de connaître le placenta velamentosa au point de vue anatomique, il est aussi très important de le connaître au point de vue clinique. Car l'insertion du cordon sur les membranes, de même que l'insertion sur les bords du placenta, exposent à la déchirure des vaisseaux ombilicaux pendant l'accouchement, surtout quand le placenta est inséré près du col ou sur l'orifice, ou bien encore lorsque ces vaisseaux eux-mêmes correspondent à l'orifice. Cette déchirure entraîne une hémorrhagie promptement mortelle pour l'enfant, ainsi que le démontrent les deux observations citées par Cazeaux : l'une appartient à M. Benkiser et l'autre à M. le Dr Panis de Reims.

Voici encore une autre observation qui vient à l'appui de ces deux dernières. Elle a été publiée par le Dr Meyer dans les Annales de la Société médico-chirurgicale de Bruges, 1841, t. 2.

OBSERVATION VI

Accouchement compliqué d'hémorrhagie par suite de la rupture des vaisseaux ombilicaux qui offrent une insertion anormale. Mort de l'enfant.

Une dame âgée de 45 ans, d'un tempérament bilio-sanguin et jouissant de la meilleure santé était parvenue sans accident au terme d'une 7me grossesse, lorsque, assise sur un canapé, elle sentit dans tout son corps un bruit de déchirure sans éprouver la moindre douleur. Immédiatement, elle éprouve la sensation d'un liquide qui coule entre ses cuisses ; elle était inondée de sang. M. de Meyer est aussitôt appelé et le toucher lui fait découvrir : la chute du cordon ombilical hors de la vulve, un écoulement de sang ainsi q'une masse de caillots dans le vagin ; le col utérin mou, dilatable et offrant une ouverture d'une pièce de 5 francs ; la tête de l'enfant est dans la 1re position. En appliquant la main sur l'abdomen, il ne sent aucun mouvement de l'enfant et le cordon ombilical exploré avec une scrupuleuse attention ne fait apercevoir aucun battement artériel.

M. de Meyer pratique aussitôt la version, qui est à ses yeux la seule ressource pour sauver la mère et peut être l'enfant. La femme est aussitôt délivrée, mais l'enfant était mort. L'expulsion du placenta eut lieu comme à l'ordinaire, la matrice se contracta et le rétablissement de l'accouchée ne rencontra aucun obstacle.

Le placenta fut examiné avec soin et voici le résultat de cet examen :

Le cordon ombilical se terminait brusquement sur la périphérie des membranes à 7 mm. du bord libre du placenta par une espèce de bourrelet qui donnait naissance à trois troncs principaux, un moyen et deux latéraux, l'un droit et l'autre gauche. Le tronc moyen, qui était la veine ombilicale, après avoir parcouru un trajet de 15 mm., se divisait en deux branches qui se dirigeaient vers la face fœtale du placenta, sur laquelle elles se divisaient à l'infini. Le tronc latéral gauche, qui était l'une des artèrs ombilicales, parcourait une étendue de 10 mm. ; là, il se divisait en deux branches, dont l'une externe se subdivisait et se perdait en entier sur le sac membraneux, tandis que l'autre interne se dirigeait vers le placenta sur lequel elle se divisait et se perdait. Ce tronc latéral à 6 mm. de sa naissance offrait une rupture complète, dont les deux extrémités se remarquaient sur les bords des membranes déchirées. Le tronc latéral droit, qui était l'artère ombilicale, se rendait sans se diviser aux membranes ; parvenu à 85 mm. de son origine, il offre également une rupture, dont les extré·

mitésse voient sur les bords de la déchirure, que le sac membraneux a subie lors de sa rupture avant l'accouchement.

Mais le placenta velamentosa peut en outre exposer la femme aux hémorrhagies pendant les premiers mois de la grossesse, ainsi que le prouve l'observation suivante publiée par le Dʳ Lavrence :

OBSERVATION VII

Placenta présentant une disposition anormale de ses vaisseaux (The American Journal of obstetrics, 1876.)

Dans ce placenta le cordon ombilical au lieu de venir se terminer à son centre comme normalement, était fixé à l'amnios à une distance de 20 centimètres du placenta vers lequel il se dirigeait. Dans son parcours sur l'amnios, il émettait deux vaisseaux volumineux qui, tout en restant attachés à cette membrane, rampaient le long des bords du placenta, puis s'y terminaient. Un troisième vaisseau plus petit présentait des signes de rupture récente, et on voyait à 5 centimètres du placenta, près d'un caillot sanguin ancien, un autre vaisseau qui paraissait s'être rompu et avoir donné naissance à ce caillot, qui concurrement avec un dépôt fibrineux, situé sous l'amnios, tout à côté de la circonférence du placenta, avait déterminé entre ce dernier et l'utérus une adhérence assez forte pour nécessiter son décollement avec la main.

La femme de qui provenait ce placenta avait ressenti une violente douleur abdominale dans les trois derniers mois de la grossesse et avait eu des hémorrhagies sérieuses pendant le troisième et le quatrième mois. L'enfant était bien conformé et en bonne santé.

Nous avons déjà vu dans la 2ᵉ observation de placenta double, qui présentait une insertion vélamenteuse du cordon, que des hémorrhagies abondantes s'étaient également produites dans les premiers mois de la grossesse. Nous sommes portés à croire que ces hémorrhagies sont dues à la déchirure de certains vaisseaux du cordon qui, se trouvant dans ce cas trop tiraillés par suite du développement de l'utérus, finissent par se rompre.

Enfin, les vaisseaux placentaires peuvent encore présenter certaines anomalies qui ont été très bien décrites par le professeur Hyrtl de Vienne. Nous ne ferons que mentionner ici, les vasa aberrantia. Ces vaisseaux sortent du placenta, chevauchent sur le chorion lisse et sont intéressants en ce qu'ils semblent être un reste des vaisseaux qui primitivement desservaient le chorion tout entier. Hyrtl n'a vu aucun de ces vaisseaux s'avancer à plus de 13 mm. du bord placentaire ; Kolliker a observé un chorion lisse provenant d'une grossesse double dont le côté, qui était en rapport avec le second chorion, présentait des vaisseaux ramifiés jusqu'à une distance de deux centimètres du placenta. Le Dr Ruge (1) a signalé aussi deux placentas d'où sortaient plusieurs vaisseaux pour pénétrer entre les membranes de l'œuf sous forme de vasa aberrantia.

Mais cette disposition particulière de vaisseaux placentaires, il faut bien le dire, n'a aucune importance au point de vue clinique et ne présente de l'intérêt au point de vue anatomique que par le fait seul de sa rareté.

(1) Beitrœge zur Geburtshulfe und Gynœkogie. (Tome II, fasc. 1. 1872).

INDEX BIBLIOGRAPHIQUE

LEE (Robert), On the structure of the human placenta and its connection with the Uterus (Philos. Transact. 1832, extr. in Gaz. méd. dé Paris. 1832.)

BRESCHET, De la matière colorante du placenta de q. q. animaux. (Journ. d'Anat. et de Phisiol. 1830.)

COSTE, Formation du placenta dans l'espèce humaine, (Comptes rendus de l'Ac. des Scien. 1835.)

BONAMY, Recherches sur les vaisseaux utéro-placentaires, (Gaz. méd. de Paris, 1840.)

BLOXAM, Sur la struct. du placenta et ses connexions avec l'utérus (The méd.-chir. Review. 1841.)

VILLENEUVE, Mémoire sur l'indépendance absolue de la circulation fœtale d'avec celle de la mère, (Gaz.méd.de Paris. 1842)

DARLYMPE (John), Structure du placenta, (Médico-Chirurgic Transact, vol. xxv, et Arch. gén. de méd. 1843.)

ROBIN (Ch.) Sur les connexions anat. et phisiol. du placenta avec l'utérus (Mém. de la Soc. de Biol. 1857.)

BERNARD (Claude), Sur une nouvelle fonction du placenta, (Comptes rendus de l'Ac. des Scien. 1858.)

JOULIN, Recherches anat. sur la membrane lamineuse, l'état du chorion et la circulation du placenta à terme, (Arch. gén. de méd. 1865.)

GUSSEROW, Monastchrift für Geburtskunde 1866, Band xxvii. p. 97.

LANGHANS, Archiv. fur Gynekologie. Berlin, Band 1, Zeits. 317, 1870)

HENNIG, Studien uber den Bar des menschl. Plac und uber ihre Erkraukungen, Leipzig, 1872.)

HIKS (J. Braxton), Anatomy of the human Placenta, (Obstet. Transact. 1873.)

MILLET (Gonzague), Recherches sur quelques points d'Anat. de Phisiol. et de Pathol. placentaire. (Thèse de doct. Paris 1868.)

BUSTAMANTE (F. E), Etudes sur le placenta (Anat. Physiol. Pathol. (Thèse de doct. Paris 1868.)

LEFOUR (J. R), Contribution à l'étude du placenta. (Anat. Physiol. Pathol.) Th. de Montpellier 1875.

MURAT. Dict. des Scien. Méd. en 60 vol. art. Placenta.

DESORMEAUX et P. DUBOIS, Dict. de Méd. 30 vol. art. œuf humain.

MARCHAL, Nouv dict. de Méd. et de Chirurg. pratiques, art. Placenta 1880.

KOLLIKER, Embryologie ou Traité complet du développement de l'homme et des animaux supérieurs, trad. par A. Schneider, 1880·

TARNIER et CHANTREUIL, Traite de l'Art des Accouchements, 1880

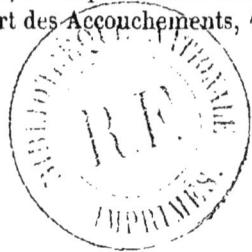

www.ingramcontent.com/pod-product-compliance
Lightning Source LLC
Chambersburg PA
CBHW071257200326
41521CB00009B/1808